Rohit Lokhande
Jitendra Pratap Saini Abha Patni

Correlação clinicopatológica das lesões do esófago e do estômago

Rohit Lokhande
Jitendra Pratap Saini Abha Patni

Correlação clinicopatológica das lesões do esófago e do estômago

ScienciaScripts

Imprint
Any brand names and product names mentioned in this book are subject to trademark, brand or patent protection and are trademarks or registered trademarks of their respective holders. The use of brand names, product names, common names, trade names, product descriptions etc. even without a particular marking in this work is in no way to be construed to mean that such names may be regarded as unrestricted in respect of trademark and brand protection legislation and could thus be used by anyone.

Cover image: www.ingimage.com

This book is a translation from the original published under ISBN 978-3-330-33219-5.

Publisher:
Sciencia Scripts
is a trademark of
Dodo Books Indian Ocean Ltd. and OmniScriptum S.R.L publishing group

120 High Road, East Finchley, London, N2 9ED, United Kingdom
Str. Armeneasca 28/1, office 1, Chisinau MD-2012, Republic of Moldova, Europe
Managing Directors: Ieva Konstantinova, Victoria Ursu
info@omniscriptum.com

Printed at: see last page
ISBN: 978-620-8-40502-1

ÍNDICE

CHAVE DE LIGAÇÃO

Bx	=	Biopsy
Rx	=	Resection
OPD	=	Outpatient department
K/C	=	Known as
CA	=	Carcinoma
M.	=	Multiple
G.W.	=	Grey White
STP	=	Soft Tissue Piece
T/M	=	Total Measurement
W.D.K.S.C.C.	=	Well Differentiated Keratinizing Squamous Cell Carcinoma
W.D.S.C.C.	=	Well Differentiated Squamous Cell Carcinoma
M.D.K.S.C.C.	=	Moderately Differentiated Keratinizing Squamous Cell Carcinoma
M.D.N.K.S.C.C.	=	Moderately Differentiated Non Keratinizing Squamous Cell Carcinoma
G.I.S.T	=	Gastrointestinal Stromal Tumor
CHR.	=	Chronic
O.W	=	Off White

LISTA DE ABREVIATURAS

ADC	=	Adenocarcinoma
ASC	=	Adeno squamous Carcinoma
CIS	=	Carcinoma in situ
CMV	=	Cytomegalovirus
CT	=	Computerized Tomography
GERD	=	Gastro Esophageal Reflux Disease
GI	=	Gastrointestinal
GIST	=	Gastrointestinal Stromal Tumor
HGD	=	High-Grade Dysplasia
HGM	=	Heterotopic Gastric Mucosa
HP	=	Hyperplasia Polyp
IGF 1	=	Insulin-Like Growth Factor 1
IND	=	Indefinite For Dysplasia
LGD	=	Low-Grade Dysplasia
MRI	=	Magnetic Resonance Imaging
MST	=	Median Survival Time
NEC	=	Neuroendocrine Carcinoma
NET	=	Neuroendocrine Tumor
PNET	=	Primitive Neuro Ectodermal Tumor
SCC	=	Squamous Cell Carcinoma
SCP	=	Squamous Cell Papilloma
WDNET	=	Well-differentiated neuroendocrine tumor
WHO	=	World Health Organization

INTRODUÇÃO

Durante séculos, várias anomalias e doenças do trato gastrointestinal (GI), particularmente do esófago e do estômago, têm sido de grande importância devido à sua associação com a morbilidade e a mortalidade dos indivíduos em causa. Existe uma variação mundial na distribuição de diferentes lesões em diferentes partes do esófago e do estômago, que se deve em grande parte a factores exógenos e não a factores genéticos.

O trato gastrointestinal estende-se desde a boca até ao ânus e é constituído por vários órgãos com diferentes funções.

O esófago transporta o bolo alimentar para o estômago e o esfíncter esofágico inferior impede o refluxo oral do conteúdo gástrico. A mucosa do esófago tem uma histologia escamosa protetora que não permite uma difusão ou absorção significativa. O estômago ajuda na preparação dos alimentos, triturando e misturando o bolo alimentar com pepsina e ácido, e segrega fator intrínseco para a absorção de vitamina B12.

Os danos no esófago vão desde cancros altamente letais até à simples e incómoda "azia", que geralmente reflecte o refluxo do conteúdo do estômago para a parte inferior do esófago e que mais do que uma pessoa já experimentou após uma refeição grande e picante (Robbins e Cotran Pathologic Basis of Disease, 2015).

As lesões do estômago são uma causa frequente de doença clínica. A maioria das pessoas sofre de úlceras gástricas em algum momento da sua vida. A infeção crónica da mucosa gástrica pela bactéria H. pylori é a infeção mais comum em todo o mundo.

O cancro do estômago continua a ser uma das principais causas de morte a nível mundial, embora a sua incidência esteja a diminuir. A maioria dos tumores do estômago são adenocarcinomas. O adenocarcinoma do estômago está associado a um mau prognóstico, uma vez que só se manifesta numa fase tardia. A infeção por Helicobacter pylori desempenha um papel importante no carcinoma gástrico (Robbins e Cotran Pathologic Basis of Disease , 2015).

Procedimentos de diagnóstico como radiografias de bário, manometria, endoscopia e exames radiológicos avançados como a TAC e a RMN ajudam a avaliar patologias inexplicadas.

O objetivo deste estudo é avaliar as lesões benignas e malignas do esófago e do estômago e correlacionar os sinais e sintomas com os achados histopatológicos.

OBJECTIVOS E TAREFAS

a)   Exame do aparecimento de lesões do esófago e do estômago relacionadas com a idade.

b)   Caracterizar as lesões do esófago e do estômago de acordo com o tipo histopatológico.

c)   Determinar a frequência das lesões benignas e malignas do esófago e do estômago.

d)   Determinação da incidência de diferentes lesões.

ANATOMIA

ESOPHAGUS

Embriologia: (Embriologia Humana, 2012)

O esófago desenvolve-se a partir da parte do intestino anterior entre a faringe e o estômago. A musculatura é derivada do mesênquima que envolve o intestino anterior.

Anatomia: (Anatomia humana, 2006)

O esófago é um tubo muscular estreito com cerca de 25 cm de comprimento, que se estende desde a faringe até ao estômago, sob a forma de partes cervicais, torácicas e abdominais do esófago.

Vascular, linfático e nervoso: (Human anatomy, 2006)

As regiões cervical, torácica e abdominal são irrigadas pela artéria tiroideia inferior, pelos ramos esofágicos da aorta e pelos ramos esofágicos da artéria gástrica esquerda.

As veias do esófago superior, médio e inferior drenam para a veia braquiocefálica, a veia ázigo e a veia gástrica esquerda, respetivamente.

Os gânglios linfáticos que drenam o esófago são os gânglios cervicais profundos, mediastínicos posteriores e gástricos esquerdos.

É alimentado por nervos simpáticos (gânglios da coluna cervical média e os quatro gânglios torácicos superiores) e parassimpáticos (nervo laríngeo recorrente e plexo esofágico).

Histologia: (Lehrbuch der menschlichen Histologie, 2014 & Rosai and Ackerman's Surgical Pathology, 2011)

O revestimento do esófago é constituído por quatro camadas: a mucosa, a submucosa, a muscularis propria e a adventícia. A mucosa é revestida por um epitélio estratificado que normalmente não é queratinizado. A lâmina própria subjacente é estreita e contém agregados linfóides dispersos. A muscularis mucosae é pouco visível. A submucosa é bastante frouxa com numerosas fibras elásticas e contém pequenas glândulas seromucosas. A muscularis propria é espessa e é constituída por camadas musculares circulares internas e camadas musculares alongadas externas. No terço superior do esófago, as fibras musculares são inteiramente estriadas, enquanto no terço inferior as fibras são lisas. No terço médio do esófago, estão presentes os dois tipos de fibras. A camada adventícia é constituída por tecido fibroso.

O verdadeiro local da junção gastro-esofágica não corresponde necessariamente ao local da junção escamocolunar ou à linha "Z", que representa um encontro irregular entre o epitélio escamoso e o epitélio glandular.

ESTÔMAGO

Embriologia: (Embriologia Humana, 2012)

O estômago é derivado do intestino anterior. O limite ventral inicial aponta para cima e para a direita e torna-se a curvatura menor. O limite dorsal aponta para baixo e para a esquerda e torna-se a curvatura maior.

Anatomia: (Anatomia Humana, 2006 e Robbins e Cotran Pathologic Basis of Disease, 2015)

O estômago, também conhecido como gastro, é um saco muscular que forma a parte mais larga e extensível do tubo digestivo. O estômago está dividido em cinco regiões anatómicas.

Cárdia: é a parte estreita e cónica do estômago, situada imediatamente na junção gastro-esofágica.

Fundo: é a parte proximal, em forma de cúpula, que se estende superolateralmente à junção gastro-esofágica.

Corpo ou corpus: é a parte restante do estômago junto à incisura angular.

Antro: é a parte distal da incisura-angular.

Esfíncter pilórico: o antro está separado do duodeno pelo esfíncter pilórico.

A membrana mucosa do estômago vazio apresenta-se enrugada, o que se designa por rugosidade gástrica.

Vascular, linfático e nervoso: (Human anatomy, 2006)

O estômago é alimentado por

- A artéria gástrica esquerda, um ramo do tronco celíaco.

- A artéria gástrica direita, um ramo da artéria hepática comum.

- A artéria gastroepiplóica direita, um ramo da artéria gastroduodenal.

- A artéria gastroepiplóica esquerda e 5-7 artérias gástricas curtas, um ramo do baço artéria.

*   As veias gástricas drenam para a veia porta, a veia mesentérica superior e a veia esplénica.

veias.

*   Os gânglios linfáticos que drenam o estômago são pancreatosplénicos, gástricos à esquerda, gástricos à direita e gástricos à direita.

nódulos gastroepiplóicos, pilóricos e hepáticos.

É irrigado por nervos simpáticos (nervo esplâncnico maior, plexo celíaco e plexo hepático) e parassimpáticos (vago).

Histologia: (Manual de Histologia Humana; 2014 & Anatomia Humana, 2006)

O revestimento do estômago é constituído por quatro camadas:

1.   **A mucosa:** A mucosa gástrica é constituída por dois compartimentos - o compartimento foveolar superficial e o compartimento glandular mais profundo. As células foveolares são grandes secreções colunares de mucina. O compartimento glandular é constituído por glândulas gástricas.

As glândulas cardíacas contêm apenas células secretoras de mucina.

As glândulas oxínticas (gástricas ou fúndicas) contêm células parietais, células principais e células endócrinas isoladas.

As glândulas antrais ou pilóricas contêm células secretoras de muco e células endócrinas.

A lâmina própria contém tecido conjuntivo fino com tecido linfático difuso.

A mucosa muscular é uma fina faixa de músculo liso.

2.   **Submucosa**: é uma grande camada de tecido conjuntivo que contém vasos sanguíneos e o plexo de Meissner.

3.   **O manto muscular** está disposto da seguinte forma:

As fibras longitudinais são as mais superficiais, principalmente ao longo das curvas.

As fibras circulares internas envolvem o corpo e são espessadas no piloro para formar o esfíncter pilórico.

A camada mais profunda é constituída por fibras oblíquas que envolvem a incisura do coração. Algumas fibras estendem-se até ao fundo e ao corpo do estômago. As restantes formam uma crista bem desenvolvida de cada lado da curvatura menor. Durante a contração, estas fibras formam um "canal gástrico" para a passagem de líquidos.

4. **Serosa**: a serosa contém tecido conjuntivo frouxo.

REVISÃO DA LITERATURA

O esófago de Barrett tem o nome de Norman Barrett, um cirurgião australiano que chamou a atenção para o esófago com revestimento colunar em 1950 (Barrett NR 1950).

No esófago de Barrett, um epitélio colunar anormal, predisposto a malignidade, substitui o epitélio estratificado que normalmente reveste o esófago distal (Spechler SJ et al. 2010).

Guindy et al. investigaram o facto de a dispepsia não ser um diagnóstico, mas simplesmente um conjunto de sintomas que se pensa estarem relacionados com o trato gastrointestinal superior (Guindy et al. 2007).

Na Índia, o cancro do esófago é a doença maligna mais comum do trato gastrointestinal em Karnataka, Tamil Nadu, Kerala e Assam. No vale do Caxemira, o cancro do esófago é o cancro mais frequente tanto nos homens como nas mulheres. O carcinoma de células escamosas do esófago é o terceiro tipo de cancro mais comum nos homens e o quarto mais comum nas mulheres na Índia (Khan NA et al. 2011).

Chitra S et al. realizaram um estudo sobre 90 pacientes com cancro do esófago e descobriram que o risco de cancro do esófago era 3,5 vezes mais elevado nos consumidores de álcool, 2,5 vezes mais elevado nos consumidores de tabaco e 2,8 vezes mais elevado nos mastigadores e fumadores de noz de bétel (Chitra S et al. 2004).

Os sintomas mais comuns do cancro do esófago avançado são a disfagia, a perda de peso, a dor retroesternal ou epigástrica e a regurgitação devido a estenoses. O CEC superficial geralmente não apresenta sintomas específicos, mas por vezes provoca formigueiro (Bosman FT et al. 2010).

O cancro do esófago é mais frequente nos terços médio e inferior e mais comum nos homens. Tanto o cancro do esófago como o do estômago são mais comuns no grupo etário acima dos 50 anos. [thth]Os factores de risco para o cancro do esófago incluem o consumo de álcool e tabaco, um baixo estatuto socioeconómico e lesões pré-malignas, como a acalásia e o esófago de Barrett (Robbins e Cotran Pathologic Basis of Disease 8 edition; 2010 e Rosai e Ackerman's Surgical Pathology 10 edition; 2011).

Bilal A. Sheikh et al. efectuaram um estudo de 196 biópsias do trato digestivo superior, com um rácio homem/mulher de 1,92:1. A idade dos doentes variava entre os 19 e os 90 anos. As biópsias foram distribuídas da seguinte forma: Esófago 50 (25,5%), junção gastro-esofágica 15 (7,65%), estômago 127 (64,8%) e duodeno 4 (2,04%) casos (Bilal A Sheikh et al 2015).

Abilash SC et al. realizaram um estudo de 200 biópsias endoscópicas, com 102 (51%) biópsias do estômago, duodeno e esófago, 60 (30%) e 38 (19%) respetivamente, e uma relação homem/mulher de 1,94:1. A maior incidência foi observada entre as idades de 41 e 60 anos (40%) e a menor incidência (3,5%) entre as idades de 10 e 20 anos. As biópsias incluíram 44 (22%) casos neoplásicos e 156 (78%) casos não neoplásicos (Abilash SC et al 2016).

O esófago de Barrett é uma condição pré-maligna conhecida e é encontrada em 10-15% dos doentes submetidos a endoscopia por sintomas de doença de refluxo gastro-esofágico (Van Sandick JW et al. 1998).

Rashmi K et al. avaliaram um total de 25 casos de biópsias do esófago, 56% dos quais apresentavam lesões não neoplásicas e 44% patologia neoplásica. A neoplasia maligna mais comum foi o carcinoma de células escamosas (CEC), que ocorreu mais frequentemente (73%) no terço médio do esófago (Rashmi K et al 2013).

Shu-Jung Tsai et al. examinaram 149 lesões benignas do esófago. Um total de 21 doentes apresentava mucosa gástrica heterotópica (MGH) comprovada histologicamente. A prevalência de mucosa gástrica heterotópica variou de 0,1% a 10%. Um total de 20 doentes apresentava papilomas de células escamosas (PCC) comprovados histologicamente. Trata-se de uma lesão benigna rara do esófago, com uma prevalência de 0,01% a 0,45%. Um total de 18 pacientes tinha um pólipo hiperplásico (HP) histologicamente comprovado (12 homens, 6 mulheres; idade média de 36 anos, variando de 18 a 69 anos). No seu estudo, os HPs ocorreram mais frequentemente na junção esófago-cardíaca (67%), seguidos do esófago distal (27%) e do esófago médio (6%) (Shu-Jung Tsai et al 2015).

Estudos realizados por Aurea P et al. revelaram que os tumores benignos do esófago são raros e representam menos de 10% de todos os tumores do esófago, incluindo 4% dos leiomiomas (Aurea P et al. 2002).

[th]Melhado RE et al. constataram que o cancro do esófago é a oitava principal causa de morte por cancro a nível mundial. Existem dois tipos histológicos principais: o carcinoma de células escamosas (CCE) e o adenocarcinoma (ADC). O CEC é o tipo histológico predominante. Os homens têm maior probabilidade de desenvolver cancro do

esófago, com uma taxa média 3 a 4 vezes superior para o CEC e 7 a 10 vezes superior para o ADC do que as mulheres. O rácio entre as taxas de incidência masculina e feminina também varia consideravelmente, com um rácio de mais de 20:1 em França e um excesso quase igual ou mesmo superior de casos femininos em regiões de elevada incidência, como o Irão. O adenocarcinoma é sobretudo uma doença dos países industrializados (Melhado RE et al. 2010).

Os carcinomas de células fusiformes do esófago são raros e representam 0,5-2,8% de todos os tumores do esófago (Sadej P et al. 2011).

Li et al. estudaram 239 casos de carcinoma primário do esófago e encontraram 12 casos (5%) de carcinoma basalóide de células escamosas (Li TJ et al. 2004).

Alema ON et al. analisaram um total de 140 doentes com cancro do esófago diagnosticado por via endoscópica, 71 dos quais tinham um diagnóstico endoscópico e histopatológico de cancro do esófago. O rácio homem/mulher foi de 3:1, com uma idade média de 55,5 ± DP 11,8 anos. O padrão histopatológico mais comum do cancro do esófago foi o carcinoma de células escamosas, presente em 66 doentes (93,0%). O rácio entre carcinomas de células escamosas e adenocarcinomas foi de 13:1. A maioria dos cancros do esófago foi encontrada no terço médio com 38 doentes (53,52%), seguido do terço inferior com 27 doentes (38,0%) e do terço superior com apenas 6 doentes (8,5%) (Alema ON e Iva B 2014).

Pun et al. estudaram 106 casos de cancro do esófago entre 2008 e 2011, 64,15% dos quais eram carcinomas de células escamosas e 31,13% adenocarcinomas (Pun CB et al. 2012).

Os adenocarcinomas que atravessam a transição entre o esófago e o estômago são designados por tumores da junção csófago-gástrica. A obesidade, o refluxo gastro-esofágico e o tabagismo têm demonstrado repetidamente serem factores de risco importantes e independentes para os adenocarcinomas da junção gastro-esofágica. Olsen et al. analisaram 425 doentes com adenocarcinoma da junção gastro-esofágica, dos quais 369 (87%) eram homens e 56 (13%) eram mulheres (Olsen CM et al. 2011).

Bollschweiler et al. estudaram 297 casos de cancro do esófago, 52% dos quais eram carcinomas de células escamosas e 48% adenocarcinomas (Bollschweiler E et al. 2009).

Gholipur et al. estudaram casos de cancro do esófago durante 9 anos, entre 1994 e 2003, e encontraram 86,9% de carcinomas de células escamosas e 12,8% de adenocarcinomas (Gholipur C et al. 2008).

O trato gastrointestinal superior é um local frequente de neoplasias, sobretudo de tumores malignos. Na Índia, de acordo com o Registo Nacional do Cancro, os cancros do esófago e do estômago são os cancros mais frequentes nos homens, enquanto o cancro do esófago é o terceiro cancro mais frequente nas mulheres (Vidyavathi K et al 2008).

Hosein Rafiemanesh et al. estudaram 18 177 casos de cancro do esófago. De todos os casos, 45,72% eram mulheres e 54,28% homens. O rácio entre os sexos foi de 1,19. Os tipos histológicos mais comuns foram o carcinoma de células escamosas NOS e o adenocarcinoma NOS, com 64,53% e 10,37%, respetivamente. A tendência das variações anuais da taxa de incidência aumentou acentuadamente em ambos os sexos. A variação percentual anual da taxa de incidência foi de 7,9 para as mulheres e de 9,6 para os homens. O tipo histológico de CEC, células grandes, não córneas e CEC, córneas e CEC, NOS teve uma tendência decrescente significativa na população em geral (Hosein Rafiemanesh et al 2016).

Chen SB et al. analisaram 4015 pacientes com cancro do esófago e encontraram 37 casos de carcinoma adenoescamoso (ASC) primário diagnosticados histologicamente. O ASC primário representou 0,92% de todos os casos de cancro primário do esófago. O tempo médio de sobrevivência (MST) para o ASC primário foi de 21,0 meses e as taxas de sobrevivência global a 1, 3 e 5 anos foram de 67,5%, 29,4% e 22,9%, respetivamente (Shao-Bin Chen et al 2013).

Khuroo MS et al. realizaram um estudo com 1.515 casos de cancro do esófago (1.050 homens e 465 mulheres). A idade média (DP) no início do cancro do esófago era de 52 anos. A proporção entre homens e mulheres para o cancro do esófago foi de 1,5:1. 1293 (85,3%) doentes tinham carcinoma de células escamosas, 220 (14,6%) tinham adenocarcinoma e dois doentes tinham leiomiossarcoma. O cancro do esófago ocorreu no terço superior do esófago em 27 (1,8%) doentes, no terço médio em 916 (60,4%) e no terço inferior em 572 (37,8%) (Khuroo MS et al 1992).

Bilal A. Sheikh et al. descreveram que, de 50 biopsias esofágicas, quatro casos apresentavam caraterísticas de esofagite crónica inespecífica. As outras lesões eram neoplásicas: dois casos de papiloma escamoso, dois pólipos hiperplásicos, um caso de carcinoma de células escamosas in situ e quarenta e um casos de carcinoma de células escamosas. Todas as lesões neoplásicas malignas do esófago eram morfologicamente carcinomas de células escamosas, sendo 22 (53,65%) doentes do sexo masculino e 19 (46,34%) do sexo feminino. A maioria das lesões foi encontrada no esófago inferior (28 casos) (68,3%), seguida de 11 casos (26,83%) no esófago médio e apenas 2 casos (4,87%) no esófago superior. Em relação à classificação histopatológica, 35 casos (85,36%) foram moderadamente diferenciados, 4 casos (9,75%) foram bem diferenciados, enquanto 2 casos (4,87%) mostraram má diferenciação (Bilal A Sheikh et al 2015).

Abilash SC et al. realizaram um estudo com 200 biópsias endoscópicas e encontraram 44 casos neoplásicos, dos quais 17 (8,5%) eram do esófago, 24 (12%) do estômago e 3 (1,5%) do duodeno. Das 17 lesões neoplásicas do esófago, uma era benigna e 16 eram malignas, sendo que 13 lesões malignas e 1 lesão benigna estavam presentes nos homens, enquanto as 3 lesões malignas estavam presentes nas mulheres. A lesão benigna era um leiomioma do esófago e 16 neoplasias malignas do esófago eram carcinomas de células escamosas, dos quais 6 (37,5%) casos eram carcinomas de células escamosas bem diferenciados e 10 (62,5%) casos eram carcinomas de células escamosas moderadamente diferenciados (Abilash SC et al 2016).

Terada T estudou 950 casos de biopsias consecutivas do esófago. Registaram-se 223 lesões malignas (23,5%). O número e a frequência (em percentagem) foram os seguintes: 54 displasias ligeiras (5,7%), 30 displasias moderadas (3,2%), 32 displasias graves (3,4%), 13 carcinomas in situ (1,4%), 71 carcinomas de células escamosas (7,5%), 7 adenocarcinomas primários (0,7%), 1 carcinoma anular sigmoide primário (0.1%), 4 carcinomas primários de pequenas células (0,4%), 2 melanomas malignos primários (0,2%), 1 sarcoma indiferenciado primário (0,1%), 7 cancros gástricos invasivos (0,7%) e 1 carcinoma adenoide cístico primário (0,1%) (Terada T et al 2009).

Zhang et al. estudaram 382 casos de adenocarcinoma da junção esofágica e verificaram que o rácio entre homens e mulheres era de 6,35:1 e a idade média era de 62,7 anos (Zhang et al. 2013).

Bilal A Sheikh et al. efectuaram um estudo de 15 biópsias transversais do GE e concluíram que 11   (73,33%) adenocarcinomas, 3 (27,27%) tumores de Barrett Esófago e 1 caso (9,09%) de esofagite de refluxo. (Bilal A Sheikh et al 2015)

Usha et al. efectuaram um estudo com 158 doentes, com um rácio homem/mulher de 2,16:1. O desconforto abdominal vago foi o sintoma mais comum em 61,4% dos doentes, seguido de perda de peso (59,5%), náuseas (39,9%), saciedade precoce e perda de apetite (34,8%), vómitos (20,9%), dificuldade em engolir (18,4%) e melena (15,8%). Cerca de 25,3% dos doentes apresentavam um nódulo abdominal, 55,5% dos doentes com tumores cardíacos tinham antecedentes de disfagia, 62,3% dos doentes com tumores antropilóricos tinham antecedentes de perda de peso e 84,2% dos doentes apresentavam sintomas múltiplos. A palidez foi registada em 48,7% dos doentes na apresentação (Usha et al. 1988).

Syed Imtiyaz Hussain et al. realizaram um estudo com 132 biópsias do trato gastrointestinal superior e verificaram que os carcinomas de células escamosas eram mais comuns no esófago (89%), os adenocarcinomas na junção gastrointestinal (61,5%) e a gastrite em 56% dos doentes. A disfagia foi um sintoma frequente nos doentes com carcinoma de células escamosas (100%), a dor epigástrica nos doentes com adenocarcinoma (42,9%) e a dispepsia nos doentes com gastrite (71,4%). O carcinoma de células escamosas, o adenocarcinoma e a gastrite foram mais comuns no grupo etário dos 41-60 anos, com predominância do sexo masculino (66,7%, 84,6% e 69%, respetivamente). A gastrite por Helicobacter pylori esteve presente em 32 casos (76,1%), enquanto a gastrite por H. pylori negativo esteve presente em 10 casos (23,8%). Dois casos de úlceras duodenais eram H. pylori positivos (100%) e um caso de úlcera gástrica era H. pylori positivo (33,3%) (Syed Imtiyaz Hussain et al 2015).

Wanebo HJ et al. efectuaram um estudo com 18.365 doentes, 63% dos quais eram homens. A idade média foi de 68,4 anos nos homens e de 71,9 anos nas mulheres. 25,5% dos doentes tinham antecedentes de úlcera gástrica. A lesão localizava-se no terço superior em 31% dos doentes, no terço médio em 14%, no terço distal em 26% e em todo o estômago em 10% (a localização era desconhecida em 19%). Os principais sintomas no momento do diagnóstico inicial foram perda de peso (61,6%), dor abdominal (51,6%), náuseas (34,3%), anorexia (32,0%), disfagia (26,1%), melena (20,2%), saciedade precoce (17,5%), dor na úlcera (17,1%) e inchaço dos membros inferiores (5,9%) (Wanebo HJ et al. 1993).

Um estudo realizado por Nihat Akbayir et al. em 11 doentes utilizando um penso de mucosa gástrica heterotópica revelou gastrite crónica em todos os 11 doentes. Outras lesões observadas foram esofagite de refluxo (3 pacientes), úlcera duodenal (1 paciente), pólipo antral hiperplásico (1 paciente), insuficiência cardíaca (1 paciente) e H. Pylori (5 pacientes) (Nihat Akbayir et al 2004).

Jeshtadi A et al. efectuaram um estudo com 87 casos, dos quais 71,26% eram homens e 28,74% mulheres. Neste diagnóstico, o estudo normal foi de 4 (4,59%), úlcera 1

(1,14%), gastrite 16 (18,39%), metaplasia 4 (4,59%), adenocarcinoma 41 (47,12%), gastrite induzida por H. pylori 21 (24,13%) (Jeshtadi A et al 2016).

Bani-Hani KE et al. efectuaram um estudo com 201 doentes com neoplasia gástrica primária. 128 (63,7%) dos doentes eram do sexo masculino, com um rácio homem:mulher de 1,8:1. Os doentes com cancro gástrico maligno apresentavam os seguintes sintomas dor abdominal (71,6%), perda de peso c/ou anemia (64,7%), dispepsia (48,8%), náuseas, vómitos (47,8%), massa abdominal (30,80%), anorexia (28,9%), disfagia (21,9%), hemorragia gastrointestinal (18,4%), obstrução (8,5%) e perfuração (2,5%) (Bani-Hani KE et al 2004).

Sharma S et al. estudaram 50 casos em que o rácio entre homens e mulheres era de 1,3:1. De cinco manchas eritematosas diagnosticadas endoscopicamente, 40% eram normais, 20% foram diagnosticadas como gastrite crónica e 40% como gastrite causada por H. pylori. Dos 16 casos diagnosticados como úlcera gástrica por endoscopia, 25% eram normais, 31% dos casos foram diagnosticados como gastrite crónica, 25% dos casos foram diagnosticados como gastrite induzida por H. pylori e 6% dos casos foram diagnosticados como úlcera, metaplasia ou cancro. Dos 12 casos diagnosticados endoscopicamente como erosões, 33% eram normais, 33% tinham gastrite crónica induzida por H. pylori, 25% tinham gastrite crónica e 8% tinham metaplasia. No entanto, todos os 17 carcinomas suspeitos por via endoscópica revelaram ser adenocarcinomas na histologia (Sharma S et al 2015).

Sharma A et al. constataram que a incidência de cancro do estômago em Mizoram é a mais elevada da Índia (Sharma A et al. 2011).

Dikshit RP et al. mostraram que a taxa de incidência ajustada à idade do cancro do estômago varia consideravelmente entre os homens, sendo a taxa mais elevada de 11,1 por 100 000 em Chennai, em comparação com 1,6 por 100 000 em Bhopal (Dikshit RP et al. 2011).

Forman et al. descobriram que 35% a 55% dos cancros gástricos estavam ligados à infeção por H. pylori (Forman D et al. 1991).

A erradicação precoce da H. pylori está associada a um risco reduzido de cancro gástrico em doentes com úlceras gástricas (Wu CY et al. 2009).

Rashmi K et al. avaliaram um total de 68 casos de biopsia gástrica. Destes, 41 (60%) eram não neoplásicos e 27 pacientes (40%) tinham patologia neoplásica. A malignidade mais comum foi o adenocarcinoma (Rashmi K et al 2013).

Islam et al. estudaram 636 casos de doença maligna do estômago, dos quais 625 (98,27%) eram adenocarcinomas do estômago e 11 (1,73%) eram linfomas não-Hodgkin (Islam SMJ et al. 2009).

Os carcinomas adenoescamosos do estômago são entidades raras, representando 0,5% dos carcinomas gástricos. Estes tumores mostram sinais de uma mistura de adenocarcinoma e carcinoma de células escamosas com transformação progressiva de um no outro e têm um curso clínico muito agressivo (Chakrabarti I et al 2010).

Miettinen M et al descreveram que os GIST ocorrem normalmente em adultos mais velhos (idade média de 55-60 anos) e raramente em crianças na segunda década (<1%) em todo o trato gastrointestinal: 60% no estômago, 35% no intestino delgado e menos de 5% no reto, esófago, omento e mesentério. Pensa-se que se desenvolvem a partir de células intersticiais de Cajal ou dos seus precursores de células estaminais. Não existe uma predisposição relacionada com o género, mas os GIST malignos podem ser ligeiramente mais comuns nos homens (Miettinen M et al 2006).

Usha et al. realizaram um estudo com 158 doentes e verificaram que a localização mais comum do cancro do estômago era o antro (50,6%), seguido da cárdia (17,1%), do corpo (13,9%), do piloro (13,3%) e do fundo (2,5%). O local mais comum do tumor, tanto nos homens como nas mulheres, foi o antro (57,4% e 36%, respetivamente). O segundo local mais comum foi a cárdia nos homens (17,6%) e o corpo gástrico nas mulheres (22%). O tipo histológico mais frequente foi o adenocarcinoma (95,6%), seguido do carcinoma de células escamosas (3,2%). Cerca de 44,3% dos tumores eram pouco diferenciados, 35,8% moderadamente diferenciados e 19,6% bem diferenciados (Usha et al. 1988).

Hamilton SR et al. descreveram que os cancros do estômago são extremamente raros antes dos 30 anos de idade, aumentam rapidamente a partir daí e são mais frequentes nos grupos etários mais velhos (Hamilton SR et al., 2000).

Allum et al. estudaram casos de cancro do estômago entre 1957 e 1981. A incidência padronizada pela idade registou um declínio de 17,42 por 1 lakh de população para 15,30 por 1 lakh de população. A proporção de lesões proximais aumentou, enquanto a proporção de cancros do antro distal diminuiu (Allum WH et al. 1989).

Na análise dos doentes que foram submetidos a ressecção curativa, as taxas de sobrevivência a 5 anos foram de 61,6%, 79,1% e 82,6%, respetivamente, para os doentes com carcinoma da cárdia, do terço superior e do restante terço médio e inferior do estômago, sendo as diferenças estatisticamente significativas. A análise multivariada mostrou que o adenocarcinoma da cárdia gástrica era um fator de prognóstico independente. No que diz respeito ao local de recidiva, a recidiva linfonodal e hematogénica foi observada mais frequentemente na cárdia do que noutras partes do estômago (Saito H et al 2006).

Papoxinis G et al. realizaram um estudo com 810 doentes com LNH, no qual o LNH primário do trato gastrointestinal foi diagnosticado em 128 casos (15,8%). Os doentes eram 79 homens e 49 mulheres, com uma idade média de 62 anos. O local primário mais comum foi o estômago (68%) (Papoxinis G et al 2006).

Mabula JB et al. examinaram um total de 232 doentes com cancro gástrico e verificaram que a proporção entre homens e mulheres era de 2,9:1. A idade média dos doentes era de 52 anos. O antro foi a zona anatómica mais frequentemente afetada (56,5%). O aspeto macroscópico mais frequente, segundo a classificação de Borrmann, foi o tipo III (tumor ulceroso) em 53,9% dos casos e o adenocarcinoma gástrico (95,1%) foi o tipo histopatológico mais frequente, sendo a maioria dos tumores de grau bem diferenciado em 38,8% dos casos. O adenocarcinoma mucinoso foi o tipo predominante em 46,2% dos doentes. Seguiram-se o adenocarcinoma tubular, o adenocarcinoma papilar e o adenocarcinoma com anel sigilar em 15,8%, 13,6% e 9,0% dos doentes, respetivamente. O adenocarcinoma indiferenciado foi encontrado em 15,4% dos doentes. De acordo com a classificação de Lauren dos adenocarcinomas gástricos, 54,3% eram intestinais, 25,3% difusos, 15,8% mistos e 4,5% não classificáveis (Mabula JB et al 2012).

Jamal S et al. realizaram um estudo com 2 279 pacientes com doenças malignas do trato gastrointestinal, que representavam 10,8% de todas as doenças malignas diagnosticadas. Os homens foram mais frequentemente afectados do que as mulheres (rácio M:F de 2,3:1). A incidência mais elevada foi observada no grupo etário dos 50-60 anos. Os tumores colorrectais foram os mais comuns (44,6%), seguidos do estômago (24%), do esófago (22,6%), do apêndice (10%), do cancro anal (4,6%) e do cancro do intestino delgado (3,7%) (Jamal S et al. 2005).

Bazaz-Malik G et al. efectuaram um estudo sobre os tumores malignos do aparelho digestivo, que representavam cerca de 10%. A distribuição segmentar da lesão mostrou maior incidência no cólon (43,3%), orofaringe (34,5%), estômago (11,35%), esófago (6,5%) e intestino delgado (4,4%). A maioria dos casos (74,2%) tinha idades compreendidas entre os 31 e os 60 anos, sendo o caso mais novo uma menina de dois meses com um rabdomiossarcoma na faringe e o caso mais velho um homem de 82 anos com um carcinoma de células escamosas no canal anal (Bazaz-Malik G et al. 1989).

Shah A et al. realizaram um estudo no qual foram diagnosticados 3310 casos de cancro a partir de 12969 biopsias e 4051 tumores recebidos no seu instituto entre janeiro de 1983 e junho de 1987. Verificou-se que a maior incidência de cancro em ambos os sexos ocorreu na idade de 4150 anos. O cancro era mais frequente nos homens (66,97%) do que nas mulheres (33,03%). O cancro do aparelho digestivo foi o tipo de cancro mais comum em ambos os sexos (Shah A et al 1990).

Khuroo MS et al. estudaram 966 casos de cancro do estômago (789 homens e 177 mulheres). A idade média (DP) de início do cancro gástrico foi de 55 anos. O rácio entre homens e mulheres para o cancro do estômago foi de 4,7:1. 960 doentes tinham adenocarcinoma, quatro tinham linfoma gástrico e dois tinham leiomiossarcoma. Em 132 (13,7%) doentes, o carcinoma gástrico localizava-se na região do coração, em 375 (38,8%) no corpo do estômago e em 459 (47,5%) no antro (Khuroo MS et al 1992).

Shiva Raj KC et al. efectuaram um estudo de 3395 casos de biópsia, em que o adenocarcinoma do estômago foi diagnosticado em 49 casos (1,44%). A idade média do carcinoma foi de 47,6 anos, com uma ligeira predominância do sexo masculino. Nestes casos, 61,2%, 22,4% e 16,3% dos adenocarcinomas eram do tipo intestinal, difuso e misto, respetivamente. De acordo com a classificação da OMS, o subtipo mais frequente foi o adenocarcinoma tubular (n=35; 71,5%), seguido do tipo anel sigilar (11 casos; 22,4%). Dos 49 casos de adenocarcinoma do estômago, 39 casos (79,5%) eram positivos para Helicobacter Pylori (Shiva Raj KC et al 2013).

Chanda N et al. analisaram 52 amostras de biopsia. Três amostras foram consideradas inadequadas para notificação. Dos 19 tumores malignos, 18 eram adenocarcinomas e 1 era GIST maligno. Dos 18 adenocarcinomas, 8 eram adenocarcinomas gástricos e 10 eram adenocarcinomas colorrectais. Dos 8 adenocarcinomas gástricos, 7 (87,5%) eram moderadamente diferenciados, enquanto 1 (12,5%) era pouco diferenciado. Todos os adenocarcinomas gástricos localizavam-se na região antropilórica. Verificou-se também que, entre os tumores malignos do estômago, o carcinoma era o mais comum, representando 90-95% dos casos. Seguiram-se o linfoma (4%), o carcinoide (3%) e a malignidade de células fusiformes (2%) (Chanda N et al. 2007).

Narayansingh V. analisou os dados clinicopatológicos de 216 doentes. Foi efectuada uma biopsia em 136 doentes e uma gastrectomia em 70 doentes. Os restantes dez doentes tinham carcinoma gástrico considerado inoperável na laparotomia. Os doentes eram 126 (58%) homens e 90 (42%) mulheres, o que corresponde a um rácio homem/mulher de 1,3:1. Tanto nos homens como nas mulheres, a distribuição etária apresentava picos em três grupos etários: 50-59, 6069 e 70-79 anos. 64% dos tumores localizavam-se no antro, seguidos do fundo (10%), tumores no corpo (10,0%) e tumores que se estendiam a todo o estômago (11%) (Narayansingh V 1985).

Bilal A Sheikh et al. efectuaram um estudo de 127 biopsias gástricas. Quarenta (31,49%) apresentavam lesões inflamatórias, incluindo 38 casos de gastrite e 2 casos de úlcera gástrica aguda. As lesões neoplásicas benignas do estômago surgiram em 42 casos (33,07%), incluindo 39 pólipos hiperplásicos, 2 pólipos de Puetz-Jeghers e 1 pólipo da glândula fúndica. Dos 45 casos (35,43%) de lesões neoplásicas malignas do estômago, 39 casos (86,67%) envolviam doentes do sexo masculino e 6 casos (13,33%) do sexo feminino. A distribuição por localização mostrou que 24 casos eram originários do antro pilórico, 12 da cárdia e 9 do corpo. O exame histopatológico revelou que 36 casos eram adenocarcinomas do tipo intestinal, dos quais 17 casos (37,77%) eram adenocarcinomas pouco diferenciados, 14 casos (31,11%) eram adenocarcinomas moderadamente diferenciados e 5 casos (11,11%) eram adenocarcinomas bem diferenciados. Seis casos (13,33%) apresentavam carcinoma de células em anel de vedação (difuso), enquanto um caso (2,22%) apresentava carcinoma mucinoso. O carcinoma gástrico precoce foi observado em duas amostras de biópsia (4,44%) (Bilal A Sheikh et al 2015).

Abilash SC et al. efectuaram um estudo de 24 casos de neoplasia do estômago, dos quais 15 eram malignos e 9 benignos. Em ambos os sexos, as lesões malignas superaram as benignas, com 11 lesões malignas e 6 benignas nos homens, e 4 lesões malignas e 3 benignas nas mulheres. Das 9 lesões gástricas benignas, 4 eram pólipos da glândula fúndica, 1 era um pólipo inflamatório e 4 eram pólipos hiperplásicos. Os 15 casos malignos foram diagnosticados histologicamente como adenocarcinomas, dos quais 8 casos (53,33%) eram adenocarcinomas bem diferenciados, 4 casos (26,67%) eram adenocarcinomas moderadamente diferenciados e 3 casos (20%) eram carcinomas em anel sigilar. As biópsias duodenais mostraram em 2 casos um adenoma tubular, em 2 casos um pólipo inflamatório e num caso um pólipo glandular de Brenner (Abilash SC et al 2016).

LESÕES BENIGNAS DO ESÓFAGO

1. **Heterotopia:** (Rosai & Ackerman's Surgical Pathology, 2011)

A mucosa gástrica heterotópica pode aparecer em qualquer parte do esófago, mas mais frequentemente na região pós-cricoide, nos primeiros centímetros do esófago.

No geral, a superfície assemelha-se à mucosa gástrica ortotrópica normal. É bem definida, circular, plana e de cor laranja a vermelha, e o limite com o epitélio estratificado normal é reconhecível.

Microscopicamente, a mucosa gástrica heterotópica é geralmente constituída por glândulas gástricas do tipo cardiovascular, com glândulas mucosas misturadas com elementos glandulares do tipo vascular. As células caliciformes podem estar presentes e pode ocorrer uma resposta inflamatória ampla na mucosa heterotópica, causando proliferação reactiva e distorção arquitetónica das glândulas.

2. **Divertículos:** (Rosai & Ackerman's Surgical Pathology, 2011)

Os divertículos do esófago superior (**divertículos de Zenker**) são a forma mais comum de divertículos do trato aerodigestivo superior. São corretamente designados como faringoesofágicos e são patogeneticamente classificados como **divertículos pulsáteis**.

Em termos gerais, trata-se de protuberâncias da mucosa esofágica na parede do esófago, no ponto em que este se abre para a faringe.

Microscopicamente, são revestidas por epitélio escamoso e podem ser acompanhadas por uma inflamação significativa. Estas protuberâncias contêm mucosa, submucosa e frequentemente muscularis mucosae.

3. **Redes, anéis e estenoses** (Robbins e Cotran Pathologic Basis of Disease , 2015)

A. **Barras na mucosa do esófago**

São excrescências invulgares, em forma de bastonete, da mucosa no lúmen do esófago. São semicirculares e excêntricas e encontram-se mais frequentemente na parte superior do esófago. As barras bem desenvolvidas raramente excedem 5 mm no lúmen e têm 2 a 4 mm de espessura.

Microscopicamente, as redes são compostas por mucosa escamosa e um núcleo submucoso vascularizado. Quando uma barra do esófago superior está associada a anemia por deficiência de ferro, glossite e queilose, a condição é conhecida como síndrome de

Paterson-Brown-Kelly ou Plummer-Vinson, com um risco de carcinoma do esófago pós-cricoide.

B.   Anéis esofágicos

São placas concêntricas de tecido que se projetam para o lúmen do esófago distal. Uma delas, localizada acima da junção escamocolumelar do esófago e do estômago, é denominada anel A. Um, localizado na junção escamocolumelar do esófago inferior, é designado por anel de Schatzki ou anel B. O outro, localizado na junção escamocolumelar do esófago inferior, é designado por anel B.

Microscopicamente, estes anéis são constituídos por mucosa, submucosa e, por vezes, muscularis propria hipertrofiada. Os anéis de Schatzki podem apresentar epitélio gástrico colunar na sua face inferior.

C.   Estreitamento do esófago

Por vezes, são congénitas; mais frequentemente, a estenose é consequência de lesões graves do esófago com cicatrizes inflamatórias, por exemplo, na sequência de refluxo gastro-esofágico, irradiação, esclerodermia ou lesões cáusticas. A estenose desenvolve-se geralmente na idade adulta e manifesta-se por uma disfagia progressiva, inicialmente apenas com alimentos sólidos, depois com todos os alimentos, que é o principal sintoma. Nos casos de estenose grave, pode ocorrer uma obstrução quase total.

Microscopicamente, a estenose esofágica consiste num espessamento fibroso da parede do esófago, particularmente da submucosa, com atrofia da muscularis propria. O epitélio de revestimento é geralmente fino e por vezes ulcerado.

4.   Acalasia e distúrbios motores associados: (Rosai & Ackerman's Surgical Pathology, 2011)

A.   Acalasia (espasmo cardíaco, mega-esófago)

Isto deve-se ao facto de o mecanismo cardíaco não se abrir quando as ondas peristálticas que transportam os alimentos para o esófago o atingem. Ocorre geralmente em adultos, mas também pode ocorrer em crianças.

Microscopicamente, há uma perda quase completa das células ganglionares mioentéricas no terço inferior do esófago. Isto é frequentemente acompanhado por alterações degenerativas nas células ganglionares remanescentes. As alterações secundárias incluem inflamação no interior dos nervos mioentéricos, substituição destes nervos por colagénio, hipertrofia muscular e inflamação crónica (com centros germinais pronunciados). Nos casos prolongados, a mucosa apresenta uma metaplasia epitelial acentuada. Nas fases iniciais, a acalásia é reversível.

Em casos raros, o carcinoma desenvolve-se em associação com a acalásia de longa duração.

B. **Disfagia cricofaríngea** (acalasia cricofaríngea, espasmo cricofaríngeo)

Trata-se de uma entidade bem identificada com sintomas clínicos marcados.

Microscopicamente, trata-se de uma degeneração e regeneração das fibras do músculo cricofaríngeo, acompanhada de fibrose intersticial.

C. **Hipertrofia muscular gigante** (espasmo difuso, esófago em saca-rolhas, leiomiomatose difusa)

Trata-se de uma doença motora do esófago, caracterizada clinicamente por disfagia e dor.

Microscopicamente, hipertrofia focal ou difusa da camada muscular até 1 cm de espessura.

5. **Esofagite**: (Rosai & Ackerman's Surgical Pathology, 2011)

5.1 **Não relacionado com o refluxo :**

A. **A esofagite por herpes simplex** é comum em hospedeiros imunocomprometidos. No entanto, também pode ocorrer em indivíduos imunocompetentes. Pode ser sintomática, causando odinofagia, dor torácica retroesternal e febre.

O diagnóstico deve ser suspeitado se a endoscopia revelar "úlceras vulcânicas" e o esofagograma com duplo contraste mostrar úlceras planas discretas e difusas.

Microscopicamente, a inflamação, as ulcerações e as inclusões de Cowdry tipo A são caraterísticas da doença. As células epiteliais multinucleadas são outra caraterística morfológica clássica da esofagite herpética. Os aglomerados de grandes células mononucleares nucleadas dobradas (CD68+) na proximidade do epitélio inflamado são um importante indício de diagnóstico.

B. **Esofagite por citomegalovírus (CMV) :**

A doença é mais comum em doentes imunocomprometidos. Microscopicamente, o diagnóstico é feito pela demonstração de células grandes típicas com citoplasma basófilo e grandes inclusões intranucleares ovais e eosinofílicas.

C. **Esofagite por Candida** :

Ocorre geralmente em indivíduos imunocomprometidos. Pode também ser secundária a estenoses do esófago ou, nas crianças, a candidíase mucocutânea, que é a expressão de uma deficiência imunitária.

D. **Ulceração crónica idiopática do esófago relacionada com a SIDA :**

Caracteriza-se pela presença de úlceras grandes e minadas com inflamação aguda grave.

E. **Esofagite eosinofílica (alérgica, idiopática) :**

Pode afetar qualquer parte do trato gastrointestinal. Resulta de uma hipersensibilidade local a alergénios presentes nos alimentos ou no sangue, e as células apresentadoras de antigénios desempenham um papel importante no desenvolvimento da doença.

Microscopicamente, a presença de microabscessos eosinofílicos e fibrose da lâmina própria apoia o diagnóstico de esofagite eosinofílica.

F. **esofagite dissecante superficial ("esofagite escamosa") :**

Afecta principalmente homens adultos e a sua etiologia é desconhecida. Caracteriza-se pelo descolamento de grandes fragmentos da mucosa do esófago.

O exame microscópico revela "descolamento" e "descamação" do epitélio escamoso superficial, por vezes com separação bolhosa das camadas, paraqueratose e inflamação inespecífica.

5.2 **Esofagite de refluxo :**

Esta forma de esofagite (também conhecida como doença de refluxo gastro-esofágico) resulta do refluxo do conteúdo do estômago e do duodeno para o esófago. Está frequentemente associada a uma hérnia hiatal deslizante. Pensa-se que uma perturbação do nervo vago desempenha um papel no desenvolvimento desta doença. O refluxo esofágico é acompanhado por regurgitação, azia, dor e disfagia.

Basicamente, as lesões graves são claramente hiperémicas.

Microscopicamente, as lesões iniciais consistem em hiperplasia epitelial e infiltração por neutrófilos e eosinófilos, acompanhada de necrose epitelial focal. A altura papilar da lâmina própria e a extensão da proliferação das células basais são muito maiores. Podem ser observadas vénulas dilatadas e congestionadas no alto das papilas alongadas entre as camadas epiteliais. Os eosinófilos intra-epiteliais são a anomalia mais comum nesta área. Na esofagite de refluxo são visíveis células com contornos nucleares irregulares no meio dos elementos epiteliais; representam linfócitos T reactivos e são parte integrante da reação inflamatória.

A esofagite de refluxo pode levar a ulceração superficial com extensão da inflamação à parede e fibrose circunferencial com formação de estenose e fixação às estruturas circundantes.

6.   **Esófago de Barrett:** (Fieldman M. Sleisenger e Fordtran's Gastrointestinal's e doença hepática, 2016)

A idade média aquando do diagnóstico é de cerca de 55 anos. A doença é rara em crianças com menos de 10 anos de idade e praticamente inexistente em crianças com menos de 5 anos de idade. Na maioria das séries, predominam os homens brancos e, por razões desconhecidas, o esófago de Barrett é raro nas populações negra e asiática. O fumo do tabaco também está associado ao esófago de Barrett. Microscopicamente, o achado de epitélio intestinal contendo células caliciformes (denominado metaplasia intestinal, metaplasia intestinal especializada ou epitélio colunar especializado) é uma evidência clara de metaplasia.

O esófago de Barrett pode ainda ser dividido em segmentos longos (quando o epitélio metaplásico se estende pelo menos 3 cm acima da junção gastro-esofágica (GEJ)) ou segmentos curtos (quando <3 cm de epitélio metaplásico reveste o esófago distal). O esófago de Barrett de segmento longo ocorre em 3-5% dos doentes, enquanto 10-20% têm esófago de Barrett de segmento curto.

O esófago de Barrett de segmento curto é, de longe, a forma mais comum da doença. O risco de cancro para estes doentes é ainda mais baixo, de apenas 0,12% a 0,33% por ano.

A obesidade, particularmente a obesidade central, predispõe tanto ao esófago de Barrett como ao adenocarcinoma do esófago. A obesidade está também associada a níveis séricos elevados de hormonas pró-proliferativas, como o fator de crescimento semelhante à insulina 1 (IGF 1) e a leptina, e a níveis reduzidos da hormona anti-proliferativa adiponectina, factores que podem contribuir para a carcinogénese no esófago de Barrett. A infeção por H. pylori pode proteger contra o desenvolvimento e a progressão neoplásica do esófago de Barrett, possivelmente porque pode prevenir a DRGE num subgrupo de doentes, reduzindo a secreção de ácido gástrico.

7.   Displasia, carcinoma in situ e adenocarcinoma invasivo no esófago de Barrett: (Rosai & Ackerman's Surgical Pathology, 2011)

Uma das principais complicações do esófago de Barrett é o carcinoma, que é quase sempre acompanhado e precedido de displasia. As categorias de diagnóstico mencionadas abaixo são as acordadas com base no consenso de 1988.

Negativo para displasia: a arquitetura está dentro dos limites normais. Os núcleos celulares não variam muito em tamanho ou forma e estão dispostos de forma basal. A relação entre o núcleo e o citoplasma não está aumentada. O invólucro nuclear é geralmente liso. Os nucléolos não estão consideravelmente aumentados. A estratificação nuclear focal é aceitável, assim como um pequeno número de células caliciformes "distróficas" cujo aspeto apical não comunica com a superfície luminal.

Indeterminado para displasia (IND): a arquitetura pode ser moderadamente distorcida. As anomalias nucleares são menos pronunciadas do que na displasia. Outras caraterísticas que podem levar ao diagnóstico de IND incluem células caliciformes distróficas mais numerosas, estratificação nuclear mais extensa, produção de muco reduzida ou ausente, aumento da basofilia citoplasmática e mitoses mais numerosas.

Positivo para displasia de baixo grau (LGD) ou displasia de alto grau (HGD): o diagnóstico de LGD ou HGD baseia-se na gravidade dos critérios arquitectónicos e citológicos, que indicam uma transformação neoplásica do epitélio medular. Embora as anomalias arquitectónicas ou citológicas possam predominar, a DGH é diagnosticada quando uma das duas anomalias é suficientemente pronunciada.

As anomalias arquitectónicas incluem glândulas em brotamento, ramificadas, comprimidas ou de forma irregular, extensões papilares nos lúmens glandulares e uma configuração semelhante a vilosidades na superfície da mucosa.

As caraterísticas nucleares podem incluir variações significativas no tamanho e na forma, hipertrofia nuclear e/ou nuclear, aumento do rácio nucleocitoplasmático, hipercromatismo e aumento do número de mitoses anormais. As alterações nucleares são particularmente visíveis quando afectam a superfície da mucosa.

As caraterísticas de diagnóstico facilmente identificadas a baixa potência são a basofilia citoplasmática com perda de muco e a estratificação nuclear excessiva, que se estende frequentemente da membrana basal epitelial até à superfície luminal. O significado da displasia das criptas com maturação superficial continua por definir, mas foi sugerido como um possível subtipo de displasia verdadeira.

Carcinoma intramucoso: o carcinoma intramucoso é definido como um carcinoma que penetrou na lâmina própria através da membrana basal das glândulas, mas que ainda não penetrou na submucosa através da muscularis mucosae.

A maioria das amostras de biopsia não são suficientemente profundas para excluir a invasão da submucosa. Ao avaliar o estadiamento do tumor, é importante ter em conta a duplicação da muscularis mucosae, que é comum nesta doença.

Adenocarcinoma no esófago de Barrett: a grande maioria dos carcinomas invasivos que se desenvolvem no esófago de Barrett são adenocarcinomas do ponto de vista microscópico, mas carcinomas do esófago do ponto de vista anatómico. Microscopicamente, existe uma grande variedade de diferenciações glandulares, por vezes dentro do mesmo tumor.

O prognóstico do adenocarcinoma no esófago de Barrett é mau, com uma taxa de sobrevivência de 5 anos de 14,5%.

Classificação histológica da OMS: (Classificação da OMS dos tumores do sistema digestivo, 2010)

(A) Tumores epiteliais

    (I)   Lesões pré-malignas

        (a)   Escamoso

- Neoplasia intra-epitelial de baixo grau (displasia)
- Neoplasia intra-epitelial de alto grau (displasia)

        (b)   Glândulas

- Displasia de baixo grau (neoplasia intra-epitelial)
- Displasia de alto grau (neoplasia intra-epitelial)

    (II)   Carcinoma

        (a)   Carcinoma de células escamosas

        (b)   Adenocarcinoma

(c)   Carcinoma adenoide cístico

(d)   Carcinoma adenoescamoso

(e)   Carcinoma basalóide de células escamosas

(f)   Carcinoma mucoepidermóide

(g)   Carcinoma de células fusiformes (carcinoma de células escamosas)

(h)   Carcinoma de células escamosas

(i)   Carcinoma indiferenciado

(B)   Neoplasia neuroendócrina

(I)   Tumor neuroendócrino (NET)

(a)   NET G1 (carcinoide)

(b)   NET G2

(II)   Carcinoma neuroendócrino (NEC)

(a)   NEC de células grandes

(b)   Pequena célula NEC

(c)   Carcinoma adeno-neuroendócrino misto

(C)   Tumores mesenquimatosos

(a)   Tumor de células granulares

(b)   Hemangioma

(c)   Leiomioma

(d)   Lipoma

(e)   Tumor estromal gastrointestinal

(f)   Sarcoma de Kaposi

(g)   Leiomiossarcoma

(h)   Rabdomiossarcoma

(i)   Carcinoma sinovial

(D)   **Linfomas**

(E)   **Tumores secundários**

1.   **Carcinoma de células escamosas:** (Rosai & Ackerman's Surgical Pathology, 2011)

O carcinoma de células escamosas do esófago é mais frequente nos homens com mais de 50 anos. É o tumor mais comum do trato digestivo nos Bantus africanos. O tabagismo e o álcool são dois factores de risco importantes e bem conhecidos, que também estão associados a estenoses de lavandaria, acalasia, síndrome de Plummer-Vinson, divertículos, doença celíaca, tilose, irradiação prévia e esofagite.

O principal sintoma do cancro do esófago é a disfagia.

Os carcinomas de células escamosas ocorrem mais frequentemente nos terços médio e inferior do corpo, em áreas com estenoses anatómicas normais.

De um modo geral, o tumor é circunferencial, frequentemente ulcerado e com margens bem definidas. Existem também formas polipóides. Em corte transversal, um tumor branco-acinzentado invade parte ou toda a parede muscular e pode estender-se aos tecidos moles circundantes e à traqueia.

O crescimento intraluminal também ocorre e pode eventualmente levar a uma obstrução completa. Os tumores distais invadem frequentemente o estômago. A extensão submucosa, que nem sempre é visível grosseiramente, também é comum, por vezes até 5 cm ou mais para além das margens grosseiras do tumor. A extensão intra-epitelial é ainda mais comum, com ou sem envolvimento dos ductos glandulares. A invasão dos vasos sanguíneos é observada em três quartos dos casos. Em alguns casos, são encontrados nódulos tumorais isolados no revestimento do esófago ou do estômago (as chamadas "metástases intramurais").

Microscopicamente, o grau de diferenciação do epitélio escamoso é variável, mas a maioria dos tumores são bem ou moderadamente diferenciados. O principal diagnóstico diferencial numa amostra de biopsia é a hiperplasia regenerativa atípica. Ocasionalmente, a falta de coesão das células tumorais resulta numa configuração pseudo-glandular (adenoide).

•   **Caraterísticas imuno-histoquímicas e de genética molecular :**

Os carcinomas de células escamosas do esófago são sempre imunorreactivos para queratinas, alguns tumores expressam também vimentina e alguns são focalmente imunorreactivos para neurofilamentos. A produção de componentes da membrana basal, como a laminina e o colagénio de tipo IV, está correlacionada com o grau de diferenciação do tumor. Dois terços a três quartos dos casos apresentam um padrão aneuploide, que se correlaciona com um grau mais elevado e uma maior incidência de metástases nos gânglios linfáticos.

- **Carcinomas de células escamosas in situ e superficiais e lesões afins :**

A displasia de células escamosas e o carcinoma in situ (CIS) do esófago foram encontrados em 30% dos casos na periferia de um tumor invasivo, sendo a incidência muito mais elevada quando não foi efectuada irradiação pré-operatória e a lesão principal era superficial.

Por vezes, as células displásicas ou malignas apresentam um padrão de crescimento lateral que pode ser muito extenso (intra)mucocarcinoma é o termo utilizado para os carcinomas que não se estendem para além da lâmina própria, carcinomas superficiais (ou microinvasivos) para os que não se estendem para além da submucosa, e carcinomas superficiais disseminados para os tumores que se estendem lateralmente dentro da mucosa durante pelo menos 2 cm para além da lesão invasiva.

Os carcinomas superficiais são arbitrariamente classificados em carcinomas infiltrativos planos, grosseiros, verrucosos, poliplóides e ulcerativos.

Nos pequenos carcinomas confinados ao revestimento do esófago, as metástases nos gânglios linfáticos são solitárias em quase metade dos casos. As metástases para órgãos distantes também são comuns, nomeadamente para o fígado, os pulmões e as glândulas supra-renais.

- **Previsões :**

O prognóstico global do carcinoma espinocelular do esófago é muito mau, com um tempo médio de sobrevivência após o diagnóstico inferior a um ano. As mulheres têm uma melhor taxa de sobrevivência do que os homens.

Os carcinomas in situ e os carcinomas (intra)mucosos são quase sempre curáveis, e a taxa de cura é significativamente mais elevada para os carcinomas superficiais do que para os tumores profundos. Além disso, os carcinomas de estádio II têm maior probabilidade de obter uma resposta patológica completa do que os carcinomas de estádio III. Devem ser examinados pelo menos 10 gânglios linfáticos antes de um carcinoma do esófago ser classificado como pN0.

O envolvimento das margens cirúrgicas circunferenciais está associado a uma elevada probabilidade de recorrência local. Os tumores que sobre-expressam o P53 e/ou sofrem mutações têm uma taxa de sobrevivência mais baixa.

2. **Outros tipos de carcinoma:** (Rosai & Ackerman's Surgical Pathology, 2011)

• **Carcinoma sarcomatóide (pseudosarcoma, carcinossarcoma, carcinoma de células fusiformes)**

carcinoma, carcinoma polipoide, tumor de Lane):

Regra geral, trata-se de uma neoplasia polipoide de grandes dimensões. O componente epitelial pode ser muito discreto e está geralmente limitado a algumas áreas de carcinoma superficial in situ ou invasivo.

O aspeto corresponde geralmente ao do carcinoma espinocelular convencional ou à variante basalóide. A maioria do tumor tem um aspeto pleomórfico e sarcomatoso e, por vezes, apresenta uma diferenciação focal "divergente" em cartilagem, osso ou músculo esquelético. O componente epitelial pode ter caraterísticas neuroendócrinas focais. Tal como nos carcinomas de células escamosas tradicionais deste órgão, existe uma sobreexpressão constante de P53.

• **O carcinoma adenoescamoso mostra evidências de epitélio escamoso e Diferenciação das glândulas :**

Este tumor raro de alto grau deve ser equiparado ao carcinoma de células escamosas tradicional. Deve ser distinguido tanto do carcinoma mucoepidermóide de baixo grau como do igualmente raro tumor de colisão, que é uma fusão de duas neoplasias inicialmente distintas (ou seja, carcinoma de células escamosas e adenocarcinoma).

• **Carcinoma basalóide (carcinoma de células escamosas) :**

Este é o termo atualmente preferido para uma neoplasia altamente maligna do esófago, frequentemente diagnosticada erradamente como carcinoma adenoide cístico. Deve ser considerado principalmente como um tumor epidermoide com diferenciação focal e por vezes extensa em estruturas glandulares primitivas. A paliçada periférica, os lúmens glandulares arredondados e a deposição abundante de material da lâmina basal são as principais caraterísticas.

A imunohistoquímica revelou uma expressão predominante das queratinas 14 e 19 na periferia dos ninhos basalóides.

• **Carcinoma (neuroendócrino) de células pequenas (Carcinoma neuroendócrino de células pequenas) carcinoma) :**

Trata-se de um tumor do esófago altamente maligno com caraterísticas morfológicas muito semelhantes às do seu homólogo pulmonar.

Em termos gerais, apresenta geralmente um padrão de crescimento fúngico. Por vezes, existem vários focos.

Microscopicamente, observam-se pequenas células com núcleos escuros, redondos ou ovais e citoplasma muito esparso, crescendo principalmente de forma difusa e acompanhadas por uma vascularização rica. Pode ocorrer a formação de rosetas e a secreção focal de mucina.

O prognóstico é muito mau; a maioria dos doentes morre no espaço de um ano com metástases generalizadas. Este tumor desenvolve-se provavelmente a partir das mesmas células epiteliais basais multipotentes que dão origem ao carcinoma espinocelular tradicional.

3. **Tumores do músculo liso e tumores estromais do tipo GIST:** (Rosai & Patologia cirúrgica por Ackerman, 2011)

• **Leiomiomas :**

Estes são os tumores benignos mais comuns do esófago. Metade dos casos removidos cirurgicamente são também assintomáticos; nos restantes, a disfagia e a dor torácica vaga são os principais sintomas. A maioria tem origem no músculo anular interno e é mais comum no terço distal.

Ocorrem vários leiomiomas e devem ser distinguidos dos tumores estromais gastrointestinais (GIST) e da hipertrofia muscular gigante.

Basicamente, os leiomiomas formam massas bem demarcadas na parede do esófago e têm um aspeto sólido, branco-acinzentado em secção transversal. Quando se desenvolvem intraluminalmente, penetram na mucosa e apresentam-se como pólipos assentados ou pedunculados.

Microscopicamente, os leiomiomas têm as caraterísticas habituais de um tumor benigno do músculo liso.

A ressecção local ou a enucleação são geralmente eficazes.

- **Leiomiossarcomas :**

São relativamente raros no esófago.

Basicamente, tendem a ser maiores e mais macias, e são frequentemente acompanhadas de hemorragia e necrose.

A presença de numerosas figuras mitóticas e de necrose são os principais critérios microscópicos utilizados para os distinguir do seu homólogo benigno.

- **Tumores estromais do tipo GIST :**

Também estão presentes no esófago. São tipicamente positivos para CD117 e CD34 e, por vezes, apresentam imunorreactividade adicional para actina. Geralmente têm mutações no exão 11 do KIT. Microscopicamente, alguns têm uma morfologia epitelioide.

4. **Outros tumores e condições semelhantes a tumores:** (Rosai & Ackerman's Surgical Pathology, 2011)

- **Acantose glicogénica :**

Em termos gerais, trata-se de múltiplas protuberâncias brancas, de tamanho uniforme, ovais ou redondas, medindo geralmente menos de um centímetro.

Microscopicamente, trata-se de zonas de espessamento focal do epitélio, devido a um aumento significativo do glicogénio citoplasmático. Estas formações podem estar relacionadas com a doença do refluxo gastro-esofágico.

- **Amiloidose** :

A sua forma localizada (denominada "tumor amiloide") pode apresentar-se como uma massa intramural no esófago; em casos excepcionais, pode provocar perfuração e hematemeses.

- **Papilomas de células escamosas :**

No esófago, a presença de HPV é rara e, em pequenas lesões esofágicas denominadas hiperplasia epitelial focal, podem ser encontradas evidências de infeção por HPV, tanto microscopicamente como por imunohistoquímica.

- **Pólipos fibrovasculares benignos (pólipos fibrosos inflamatórios) do esófago :**

É geralmente pedunculada e solitária. Pode atingir dimensões enormes ("gigantes"). Os doentes apresentam disfagia e regurgitação intermitente de uma massa carnuda na boca.

A impactação na laringe pode levar à morte por asfixia. Cerca de 85% estavam localizados no terço superior do esófago.

Microscopicamente, são compostos por tecido fibroso e numerosos vasos sanguíneos, com edema do estroma e, por vezes, infiltração linfocítica. A mucosa sobrejacente está frequentemente ulcerada. Estes pólipos são muito provavelmente uma doença não neoplásica.

- **Pólipos hiperplásicos do esófago e da junção gastro-esofágica :**

Caracterizam-se por epitélio hiperplásico do tipo foveolar e/ou escamoso, acompanhado de inflamação do estroma. Estão geralmente associados a úlceras esofágicas recentes e a esofagite erosiva.

- **Tumores celulares granulares :**

Têm sido descritos no esófago sob a forma de nódulos únicos ou múltiplos. Podem causar hiperplasia pseudo-epiteliomatosa do epitélio sobrejacente. O seu padrão de crescimento pode ser enganador e invasivo.

- **Melanoma maligno :**

O tumor pode ser encontrado em qualquer nível do esófago, mas tem preferência pelo terço inferior.

Em termos gerais, o tumor é geralmente grande e tem um padrão polipoide pronunciado.

Microscopicamente, as áreas epitelióides, fusocelulares e pleomórficas podem aparecer isoladamente ou em combinação. A quantidade de melanina produzida é muito variável.

Na imunohistoquimica, a positividade da proteína S-100 e do HMB-45 é a regra. Deve procurar-se um componente intraepidérmico lateral ("atividade juncional") para confirmar a natureza primária do tumor.

O prognóstico é extremamente mau.

- **Linfoma não Hodgkin maligno e plasmocitoma :**

Por vezes, observa-se disfagia devido a lesões difusas do esófago.

- **Neoplasia mesenquimal maligna que não tem origem no músculo liso :**

Estas condições foram ocasionalmente notificadas, incluindo osteossarcoma, rabdomiossarcoma, sarcoma sinovial, sarcoma epitelioide, sarcoma de Ewing/tumor neuroectodérmico primitivo (/PNET), tumor maligno da bainha dos nervos periféricos com metaplasia do músculo esquelético (conhecido como "tumor do tritão") e tumor lipomatoso atípico (lipossarcoma bem diferenciado), também com um componente do músculo esquelético, que surge de um pólipo fibrovascular gigante.

5.   Carcinoma metastático do esófago :

Estas são geralmente disseminadas a partir de tumores no pulmão, laringe, estômago ou tiroide, quer diretamente quer através de nódulos peri-esofágicos. Raramente, ocorrem metástases sanguíneas de carcinomas em locais distantes, como a próstata, o endométrio ou a mama.

LESÕES BENIGNAS DO ESTÔMAGO

1.   Tecidos heterotópicos: (Patologia Cirúrgica de Rosai e Ackerman, 2011)

Pâncreas heterotópico :

Grosso modo, pode formar uma massa hemisférica, um cone simétrico ou uma protuberância cilíndrica curta semelhante a um mamilo. Regra geral, é possível observar um ou mais canais excretores que se esvaziam no lúmen do estômago; esta caraterística é um sinal de diagnóstico importante em radiologia.

Cerca de 85% destas lesões ocorrem na submucosa. A maioria ocorre no antro (61%) ou no piloro (24%). A superfície de corte assemelha-se a um pâncreas normal, com exceção do aparecimento ocasional de estruturas quísticas.

Ao microscópio, os ácinos e os ductos pancreáticos estão sempre presentes, enquanto os ilhéus só são visíveis num terço dos casos.

O adenomioma do estômago está intimamente ligado ao pâncreas heterotópico.

2.   Estenose pilórica hipertrófica: (Rosai and Ackerman's Surgical Pathology, 2011)

A estenose hipertrófica do piloro é uma das anomalias congénitas mais comuns. A maioria dos doentes é do sexo masculino e a idade mais comum de início situa-se entre as 3 e as 12 semanas.

Em termos gerais, trata-se de um músculo pilórico muito espessado que fecha o canal pilórico e bloqueia parcialmente o fluxo gástrico.

A etiologia e a patogénese residem no facto de as células musculares lisas da parede gástrica não estarem devidamente inervadas e de a atividade contrátil fásica e tónica da junção gastroduodenal nestes doentes não estar coordenada com as contracções antrais.

O principal diagnóstico diferencial da estenose pilórica hipertrófica congénita é a atresia pilórica.

Grosso modo, ao microscópio, verifica-se uma hipertrofia das fibras musculares circulares do piloro, que termina abruptamente no duodeno e é por vezes acompanhada de uma ligeira fibrose. Trata-se, regra geral, de uma gastrite crónica.

3.   **Gastrite crónica:** (Rosai and Ackerman's Surgical Pathology, 2011)

A gastrite crónica não específica é uma doença muito comum. A sua frequência aumenta com a idade, afectando mais de metade das pessoas com mais de 60 anos.

A maioria dos doentes com formas ligeiras de gastrite não apresenta sintomas.

As duas principais caraterísticas desta doença são a infiltração da lâmina própria por células inflamatórias e a atrofia do epitélio glandular. Entre as células inflamatórias, predominam os plasmócitos e os linfócitos (por vezes com a formação de folículos), mas também podem estar presentes eosinófilos e neutrófilos.

Quando o infiltrado inflamatório está confinado à região foveolar e não é acompanhado por atrofia glandular, a condição é denominada gastrite superficial crónica. As anomalias epiteliais subtis observadas nesta forma incluem diminuição da mucina citoplasmática, hipertrofia nuclear e nucleolar e algum aumento das mitoses foveolares.

Quando a inflamação é mais pronunciada e acompanhada de atrofia glandular, a condição é denominada gastrite atrófica crónica e classificada como ligeira, moderada ou grave, estimando aproximadamente a espessura da parte glandular em relação à espessura da mucosa total.

Se se verificar um adelgaçamento da mucosa sem alterações inflamatórias, este fenómeno é designado por atrofia gástrica.

A atrofia crescente é frequentemente acompanhada por hipertrofia quística das glândulas e metaplasia.

Na gastrite crónica, podem ocorrer dois tipos de alterações metaplásicas, frequentemente em combinação: metaplasia pilórica da mucosa fúndica e metaplasia intestinal.

Na metaplasia pilórica, as glândulas do fundo do olho são substituídas por glândulas produtoras de muco.

A metaplasia intestinal refere-se à substituição progressiva da mucosa gástrica por um epitélio com caraterísticas do epitélio do intestino delgado ou grosso, incluindo células caliciformes, células absorventes (células em escova), células de Paneth e uma variedade de células endócrinas.

A metaplasia intestinal tem sido dividida numa forma completa (tipo I) e numa forma incompleta (tipo II). Na metaplasia completa, a mucosa gástrica é transformada num padrão quase idêntico ao do epitélio do intestino delgado, com o desenvolvimento de vilosidades e criptas. Na metaplasia incompleta, as células de reabsorção estão ausentes, enquanto as células colunares com aparência de células foveolares gástricas são preservadas.

Histoquimicamente, a mucina predominante na metaplasia intestinal completa é a sialomucina, com pequenas quantidades de sulfomucinas e/ou mucinas neutras; na forma incompleta, predominam as mucinas neutras (tipo IIA) ou as sulfomucinas (tipo IIB).

Imunohistoquimicamente, a metaplasia intestinal de tipo I é caracterizada pela mucina de tipo intestinal MUC2 e pela expressão reduzida ou ausente de MUC1, MUC5AC e MUC6. A metaplasia de tipo II caracteriza-se pela co-expressão de MUC2 e de mucinas normalmente expressas no estômago.

A H. pylori não está geralmente presente em focos de metaplasia intestinal do tipo I, mas está frequentemente presente em focos do tipo II.

Na gastrite atrófica bem definida e na atrofia gástrica, a mucosa é fina e lisa e os vasos submucosos sobressaem excessivamente.

A gastrite crónica divide-se em dois tipos. O primeiro tipo, mais raro, é designado por tipo A ou imune. Afecta geralmente o fundo do estômago de forma difusa, poupando o antro, apresenta uma hiperplasia neuroendócrina caraterística e é acompanhada por anticorpos anti-células parietais, hipocloridria ou acloridria e níveis elevados de gastrina sérica. As subunidades alfa e beta da bomba de protões do estômago foram identificadas como o principal alvo molecular desta doença presumivelmente autoimune, que pode evoluir para anemia perniciosa.

O outro tipo, de longe o mais comum, começa no antro e progride proximalmente, de modo que a junção fundo-piloro aumenta gradualmente. É a chamada gastrite de tipo B ou não imune.

A gastrite atrófica crónica está geralmente presente nos casos de carcinoma gástrico. A maioria dos casos de úlceras gástricas é acompanhada por gastrite antral e fúndica, enquanto a gastrite das úlceras duodenais, quando presente, se limita ao antro.

4.   **Outros tipos de gastrite:** (Rosai and Ackerman's Surgical Pathology, 2011)

A. A gastrite aguda pode ser causada pela ingestão de álcool, salicilatos e outros anti-inflamatórios, ou pelo refluxo de sais biliares. É também conhecida como gastropatia reactiva ou química.

B. A gastrite hemorrágica é uma doença aguda, com risco de vida, que resulta geralmente de uma gastrite crónica. Os factores desencadeantes incluem o alcoolismo, os medicamentos anti-inflamatórios e o stress. O aspeto do estômago caracteriza-se por uma hemorragia extensa em toda a mucosa.

C. A gastrite colagénica é uma doença rara. Caracteriza-se por uma banda espessa de colagénio subepitelial associada a um infiltrado inflamatório da mucosa, frequentemente rico em eosinófilos.

D. Os casos de gastrite linfocítica estão associados à doença celíaca. Microscopicamente, caracteriza-se por uma linfocitose do epitélio foveolar e do epitélio de superfície (linfocitose intra-epitelial).

E. A gastroenterite eosinofílica difusa afecta a parte distal do estômago e a parte proximal do duodeno e pode causar obstrução do piloro. Pode ser acompanhada de fenómenos alérgicos e de eosinofilia periférica extrema. O exame microscópico revela um edema e uma infiltração difusa de eosinófilos.

F. A gastrite granulomatosa pode ser causada por tuberculose, micose, sarcoidose ou doença de Crohn, ou fazer parte de uma síndrome do vazio difuso.

5.   **Úlceras gástricas e outras úlceras benignas:** (Rosai and Ackerman's Surgical Pathology, 2011)

Uma úlcera gástrica pode aparecer em qualquer sítio onde a mucosa seja banhada por secreções gástricas.

Estes incluem o estômago, o duodeno, o terço inferior do esófago e o bordo de uma gastrojejunostomia, bem como o divertículo de Meckel com mucosa gástrica ectópica.

As úlceras duodenais (mais frequentes do que as úlceras gástricas) estão classicamente associadas à hiperacidez, ao passo que a maioria dos doentes com úlceras gástricas segrega quantidades de ácido baixas ou abaixo da média. O primeiro evento associado a uma úlcera gástrica é a lesão da mucosa, tornando-a mais vulnerável aos danos causados pelo ácido gástrico. A H. pylori desempenha um papel crucial na patogénese desta doença.

A úlcera gástrica aguda é um achado frequente na autópsia e pode também ocorrer durante a vida em qualquer doença debilitante, em casos de sépsis, após cirurgia ou traumatismo (úlcera de stress), em doentes com lesões ou doenças do sistema nervoso central (úlcera de Cushing), como complicação de tratamentos prolongados com esteróides (úlcera de esteróides), em associação com aspirina ou em doentes com queimaduras graves (úlcera de Curling).

Uma úlcera gástrica crónica surge sempre numa zona de mucosa aclorídrica (ou seja, uma zona do estômago revestida por mucosa pilórica).

Até 95% das úlceras encontram-se na pequena curvatura (conhecida como trajeto gástrico) perto da incisura angular.

A idade média do diagnóstico é de 50 anos, mas a doença pode ocorrer em qualquer grupo etário, incluindo crianças. Existe uma predileção pelos homens, embora este facto pareça estar a diminuir. Cerca de 5% das úlceras são múltiplas.

Em termos gerais, uma lesão ativa é bem definida, normalmente oval ou redonda, mas por vezes linear, com pregas mucosas convergentes que se estendem até ao bordo. O bordo proximal tende a ter margens salientes, enquanto o bordo distal é geralmente oblíquo. A secção mostra a submineralização das margens (especialmente no lado proximal) e a substituição completa da parede muscular por tecido fibroso branco-acinzentado. No lado seroso, pode observar-se fibrose subserosa e aumento inflamatório dos gânglios linfáticos regionais. A presença de um nódulo marginal pronunciado à volta da úlcera deve indicar a presença de um carcinoma; no entanto, deve ter-se em conta que pode ser impossível distinguir grosseiramente uma úlcera péptica de um carcinoma ulcerado.

Microscopicamente, uma úlcera gástrica crónica ativa e bem desenvolvida apresenta quatro camadas mais ou menos distintas: (1) uma camada superficial de exsudado purulento, bactérias e depósitos necróticos; (2) necrose fibrinóide; (3) tecido de granulação; e (4) fibrose que substitui a parede muscular e se estende até à subserosa. Nas bordas, há fusão da muscularis mucosae com a muscularis externa. Outras caraterísticas comuns do leito da úlcera são o espessamento dos vasos (causado pela proliferação fibrosa subendotelial) e a hipertrofia dos feixes nervosos. A superfície necrótica pode apresentar uma infeção sobreposta por Candida albicans.

Durante o processo de cicatrização de uma úlcera péptica, o epitélio regenerativo cresce na superfície. Qualquer epitélio que cresça numa área onde a muscularis mucosae tenha sido interrompida deve ser considerado regenerativo.

As úlceras pépticas podem ser classificadas de acordo com a sua forma e tamanho (redondo-oval, gigante, linear), a sua atividade (úlceras abertas ou cicatrizes de úlceras), a sua profundidade de penetração (sob a mucosa, musculatura externa ou para além dela) ou uma combinação destes critérios.

6. **Outras lesões não neoplásicas:** (Rosai and Ackerman's Surgical Pathology, 2011)

A. **A duplicação gástrica**, uma anomalia muito rara, apresenta-se como um quisto unicelular ou pluricelular revestido por mucosa gástrica.

B. **Os divertículos** aparecem geralmente numa posição justa-cardíaca e são provavelmente o resultado de fraquezas anatómicas.

C. **Os quistos** podem estar localizados na mucosa ou na submucosa. Os quistos intramucosos são os mais comuns. Os quistos submucosos também são conhecidos como gastrite quístico-profunda.

D. **Bezoares:** São corpos estranhos no estômago. A grande maioria pertence a duas categorias: Os tricobezoários, constituídos por pêlos, e os fitobezoários, constituídos por substâncias vegetais. Mais de 85% destes últimos são provocados pela ingestão de dióspiros imaturos. Os factores que favorecem o aparecimento de bezoares são a ausência de dentes, a vagotomia e as lesões obstrutivas do tubo digestivo.

E. **Aneurismas dos vasos gástricos (doença de Dieulafoy; artéria de calibre persistente):** Presume-se que sejam de origem malformativa e não degenerativa. São geralmente aneurismas isolados, localizados na submucosa, normalmente no alto da curvatura menor e caracterizados por um vaso grande e tortuoso, encimado por um pequeno defeito na mucosa sobrejacente.

F. **Ectasia vascular antral gástrica (GAVA ou "estômago de melancia"):** Foi descrita como uma doença vascular adquirida do estômago. A endoscopia revela bandas vermelhas paralelas na crista das pregas da mucosa do antro, que se assemelham às bandas de uma melancia. As alterações microscópicas observadas na biopsia gástrica são mínimas e consistem num aumento do número e do calibre dos vasos, trombos de fibrina e hiperplasia fibromuscular.

G. **Xantoma (xantelasma) do estômago:** apresenta-se como uma pequena lesão intramucosa amarela, caracterizada pela acumulação de gordura neutra em histiócitos espumosos na lâmina própria.

7. **Pólipos:** (Patologia Cirúrgica de Rosai e Ackerman; 2011)

(A) **Pólipos hiperplásicos** (também conhecidos como pólipos regenerativos, inflamatórios, hiperplasiogénicos, hamartomatosos e pólipos tipo I e II dos autores japoneses). Representam cerca de 75% de todos os pólipos gástricos. Os pólipos gástricos hiperplásicos surgem geralmente num contexto de hipocloridria, níveis baixos de pepsinogénio I, hipergastrinemia, gastrite crónica e atrofia gástrica.

São geralmente pequenas, sedentárias e numerosas, com um contorno liso ou ligeiramente lobulado.

Microscopicamente, apresentam alongamento, tortuosidade e dilatação (frequentemente cística) das fóveas gástricas, com um componente de glândulas pilóricas ou - mais raramente - fúndicas na parte profunda. O estroma, normalmente proeminente, caracteriza-se por edema, fibrose mosqueada, células inflamatórias, feixes dispersos de músculo liso da muscularis mucosae e acumulações de macrófagos espumosos. As atipias epiteliais são inexistentes ou mínimas, regenerativas e limitadas às extremidades das fóveas.

(B) **Os adenomas** estão geralmente localizados antralmente, são geralmente únicos e grandes, e são sésseis ou pedunculados.

Microscopicamente, consistem em glândulas displásicas com um epitélio pseudo-histórico que apresenta anomalias nucleares e um elevado número de mitoses. Foram ainda divididos em tipos gástricos e intestinais.

Os adenomas de tipo intestinal são os mais frequentes. Podem ser divididos em pólipos adenomatosos (adenomas tubulares), pólipos viloglandulares (adenomas tubulovilosos ou tubulopapilares) e adenomas vilosos (adenomas papilares).

(C) **Os pólipos da glândula fúndica** (hiperplasia da glândula fúndica, pólipos quísticos hamartomatosos, pólipos com quistos da glândula fúndica) aparecem como múltiplos pequenos prolongamentos semelhantes a pólipos (tamanho médio: 2,3 mm) no fundo ou no corpo do estômago.

O exame microscópico revela a presença de microcistos revestidos por epitélio de fundo, incluindo células oxífilas; as fóveas sobrejacentes estão geralmente encurtadas. O conteúdo de músculo liso também está aumentado, frequentemente numa distribuição pericística.

(D)   Pólipo fibroide inflamado

É frequentemente acompanhada de hipocloridria ou acloridria e está geralmente localizada no antro.

Externamente, apresenta-se como uma massa assentada ou pedunculada.

Microscopicamente, esta lesão centra-se na submucosa e caracteriza-se por uma proliferação vascular e fibroblástica (frequentemente em espiral à volta dos vasos sanguíneos) e por uma reação inflamatória polimórfica, geralmente dominada por eosinófilos.

8.   Doença de Ménétrier: (Patologia Cirúrgica de Rosai e Ackerman, 2011)

Localiza-se frequentemente no meio da curvatura maior do estômago.

Caracteriza-se externamente por rugas fortemente hipertrofiadas, semelhantes a convoluções cerebrais.

O exame microscópico revela uma hiperplasia foveolar notável, acompanhada de alterações da hipermucosa, tortuosidade e um certo grau de dilatação quística que se estende até à base das glândulas e, por vezes, até para além da muscularis mucosae. O componente glandular está reduzido e o estroma é edematoso e inflamatório, com um componente eosinofílico.

9.   Síndrome de Zollinger-Ellison: (Rosai and Ackerman's Surgical Pathology, 2011)

Grande superfície, caracterizada por uma rugosidade fortemente hipertrofiada, semelhante à da doença de Ménétrier.

O exame microscópico revela uma hiperplasia que afecta principalmente a parte secretora e não a parte foveolar da glândula fúndica. Esta hiperplasia afecta principalmente as células parietais. A síndrome de Zollinger-Ellison faz parte de uma síndrome de neoplasia endócrina múltipla.

10. **Hiperplasia e displasia regenerativas:** (Rosai and Ackerman's Surgical Patologia, 2011)

(A) A hiperplasia regenerativa ocorre mais frequentemente em áreas de lesão da mucosa, por exemplo, na gastrite e nas úlceras gástricas. Divide-se em simples e atípica.

Na hiperplasia simples, as células são imaturas, com citoplasma basófilo, núcleos hipercromáticos e secreção de muco reduzida ou ausente. Essas células são uniformes em tamanho e forma, com núcleos basais ou centrais alinhados; a pseudoestratificação é mínima ou inexistente. A maturação e a diferenciação em direção à superfície estão presentes. Também pode haver expansão glandular e algum grau de crescimento papilar intraglandular.

A hiperplasia atípica caracteriza-se por uma maior pseudoestratificação e compressão, bem como por uma menor maturação e diferenciação com uma reação inflamatória e, por vezes, alterações erosivas focais intensas.

(B) Displasia :

Verifica-se um aumento da proliferação celular, acompanhado de anomalias no tamanho, configuração e orientação das células. A secreção de muco está reduzida ou ausente e há um aumento da relação núcleo/citoplasma, perda da polaridade nuclear e pseudo-estratificação. Existem numerosas mitoses, algumas das quais são atípicas. Acompanhadas por uma perturbação da arquitetura das glândulas, provocam a densificação das células, o enrugamento intraluminal e a formação de gomos e ramificações nas glândulas.

A displasia do estômago divide-se em subtipos intestinais (adenomatosos, tipo 1), gástricos (foveolares, tipo 2) e combinados (híbridos).

Para a classificação das displasias, independentemente do subtipo, distinguem-se duas categorias: displasias de baixo grau e displasias de alto grau. A displasia de alto grau é considerada sinónimo de carcinoma in situ (CIS).

As biopsias gástricas são classificadas nas seguintes categorias para efeitos de notificação:

1. Negativo para displasia
2. Indeterminado para displasia

3. Displasia ligeira

4. Displasia de alto grau/carcinoma in situ

5. Carcinoma intramucoso

6. Carcinoma invasivo.

CLASSIFICAÇÃO DOS TUMORES MALIGNOS DO ESTÔMAGO

(A) **Classificação de Borrmann:** (Classificação da OMS para os tumores do trato digestivo)

sistema; 2010)

Polipoide tipo I.

Tipo II - ataque fúngico.

Ulcerações de tipo III.

Infiltração de tipo IV

(B) **A classificação de Goseki (1992):** (Goseki N et al ; 1992)

A classificação de Goseki baseia-se numa combinação de duas caraterísticas do cancro gástrico: diferenciação tubular e produção de mucina intracelular.

Grupo I: Consiste em túbulos bem diferenciados com baixa produção de mucina intracelular.

Grupo II: composto por túbulos bem diferenciados e mucina intracelular abundante.

Grupo III: composto por túbulos pouco diferenciados com pouca mucina intracelular.

Grupo IV: composto por túbulos pouco diferenciados e muita mucina intracelular.

(C) **Classificação histológica dos tumores do estômago da OMS (2010) :**

(OMS

Classificação dos tumores do aparelho digestivo, 2010)

A. **Tumores epiteliais**

(I)   Lesões pré-malignas

Adenoma

- Neoplasia intra-epitelial   de baixo grau   (displasia)

- Neoplasia intra-epitelial   de alto grau   (displasia)

(II)   Carcinoma

    (a)   Adenocarcinoma

    (b)   Adenocarcinoma papilar

    (c)   Adenocarcinoma misto

    (d)   Adenocarcinoma tubular

    (e)   Carcinoma adenoescamoso

    (f)   Adenocarcinoma mucinoso

    (g)   Carcinoma com estroma linfático (carcinoma medular)

    (h)   Carcinoma de baixa coesão

    (i)   Adenocarcinoma hepatocelular (incluindo carcinoma de células sigmóides) e outras variantes)

    (j)   Carcinoma de células escamosas

    (k)   Carcinoma indiferenciado

B.   Neoplasia neuroendócrina

(I)   Tumor neuroendócrino (NET)

    (a)   NET G1 (carcinoide)

    (b)   NET G2

(II)   Carcinoma neuroendócrino (NEC)

    (a)   NEC de células grandes

    (b)   Pequena célula NEC

    (c)   Carcinoma adeno-neuroendócrino misto

    (d)   Células EC, NET que produzem serotonina

    (e)   NET que produz gastrina (gastrinoma)

C.   Tumores mesenquimatosos

    (a)   Tumor glómico

    (b)   Tumor de células granulares

(c)   Leiomioma

(d)   Fibromixoma plexiforme

(e)   Schwannoma

(f)   Tumor miofibroblástico inflamatório

(g)   Tumor estromal gastrointestinal

(h)   Sarcoma de Kaposi

(i)   Leiomiossarcoma

(j)   Sarcoma sinovial

(k)   Linfomas

D. Tumores secundários

TNM taging of gastric carcinoma: (Sternbergs Diagnostic Surgical Pathology, 2010)

Tis - Carcinoma in situ

T1a - O tumor invade a lâmina própria

T1b - O tumor invade a submucosa

T2a - O tumor invade a muscularis propria

O tumor T3 penetra no peritoneu visceral

O tumor T4 invade as estruturas vizinhas.

N0 - sem metástases nos gânglios linfáticos regionais

N1 - O tumor afecta 1 a 6 gânglios linfáticos regionais

N2 - Tumor que afecta 7 a 15 gânglios linfáticos regionais

N3 - O tumor afecta mais de 15 gânglios linfáticos regionais

M0 - Sem metástases à distância

M1- Metástases à distância

Carcinoma: (Patologia Cirúrgica de Rosai e Ackerman, 2011)

A maioria dos doentes tem mais de 50 anos.

Todos os carcinomas gástricos se desenvolvem a partir das células geradoras (estaminais/base) das fóveas, na maioria dos casos num contexto de gastrite atrófica crónica com metaplasia intestinal, precedida por vários estádios de displasia, CIS e carcinomas superficiais.

O carcinoma gástrico está associado a hipocloridria em 85-90% dos casos. A coexistência de gastrite atrófica crónica e carcinoma é frequente. O H. pylori é um fator etiológico importante no carcinoma gástrico. Os pólipos gástricos, a doença de Ménétrier, as úlceras gástricas e os cotos gástricos são outros factores que desempenham um papel no desenvolvimento do cancro gástrico.

Basicamente, trata-se de um tumor fúngico que cresce principalmente no lúmen e de um tumor plano, ulcerado e profundamente invasivo que penetra na parede gástrica. Os carcinomas localizados na região do fundo do estômago têm maior probabilidade de invadir a submucosa e mais além do que os carcinomas localizados na região do piloro. Consoante a quantidade relativa de mucina segregada e a resposta desmoplásica desencadeada, os tumores podem ter um aspeto carnudo, fibroso ou gelatinoso.

Em termos de localização, qualquer zona do estômago pode ser afetada: parede anterior, parede posterior, pequena curvatura e grande curvatura (por esta ordem de frequência).

Microscopicamente, quase todos os carcinomas gástricos pertencem ao tipo adenocarcinoma e são constituídos por um ou mais dos seguintes quatro tipos de células principais: células foveolares, células mucopépticas, células colunares intestinais e células caliciformes.

Existem duas categorias principais, intestinal (53%) e difusa (33%), sendo as restantes mistas ou não classificáveis.

A.   Adenocarcinomas intestinais :

Pensa-se que se desenvolvem a partir de um epitélio metaplásico. Nos tumores mais bem diferenciados, as células são colunares e segregam mucina. As variantes pouco diferenciadas têm um padrão predominantemente sólido. Nos tumores mais bem diferenciados, as células são ciliadas.

A extensão da produção de mucina é muito variável; quando é abundante, é frequentemente acompanhada de calcificações. A presença de células de Paneth facilmente identificáveis é mais rara, mas constituem a caraterística predominante do tumor.

B.   Adenocarcinomas difusos :

Estes são melhor representados pelo tipo de tumor classicamente conhecido como "linite plástica" e atualmente conhecido como carcinoma do anel sigilar (adenocarcinoma). Ocorrem mais frequentemente em jovens.

As alterações grosseiras começam geralmente na região pré-pilórica. A obstrução pilórica desenvolve-se frequentemente à medida que a parede do estômago se torna mais espessa e rígida. As secções através da parede mostram uma fibrose submucosa pronunciada com ou sem ulceração da mucosa. O músculo está hipertrofiado e segmentado pela presença de finas linhas longitudinais paralelas, de cor branco-acinzentada, que lhe conferem um aspeto de pente. Estas linhas são contínuas com focos de espessamento subseroso.

O carcinoma gástrico de tipo intestinal e o carcinoma gástrico difuso parecem desenvolver-se através de vias diferentes, envolvendo diferentes oncogenes e genes supressores de tumores. O desenvolvimento do primeiro segue um processo em várias etapas, desde a gastrite crónica até ao carcinoma, passando pela metaplasia intestinal e pela displasia. Em contraste, não são conhecidas lesões precursoras para o carcinoma gástrico difuso.

O carcinoma de tipo difuso apresenta uma expressão alterada de genes ligados à interação célula-matriz e aos componentes da matriz extracelular, enquanto o carcinoma de tipo intestinal apresenta um aumento do crescimento celular.

Os carcinomas do tipo intestinal apresentam instabilidade de microssatélites, frequentemente associada a mutações do tipo frame-shift nos genes TGFpRII, IGFIIR, BAX, MSH6, MSH3 e E2F4.

A sobremetilação do promotor do gene supressor de tumores RUNX3 ocorre em mais de 60% dos cancros gástricos, e mais frequentemente em tumores do tipo intestinal do que difuso.

C.   Outras espécies microscópicas :

-    **Diferenciação neuroendócrina :**

Pode ocorrer num grande número de neoplasias gástricas. A maioria dos tumores gástricos com diferenciação neuroendócrina pode ser classificada numa das seguintes categorias:

1.   Tumores neuroendócrinos bem diferenciados e de crescimento lento.

2.   Tumores carcinóides atípicos e carcinomas neuroendócrinos de grandes células.

3.   Carcinoma de pequenas células.

- **Adenosquamosis e carcinomas de células escamosas :**

Estes representam menos de 1% de todos os carcinomas gástricos. Apenas os casos rodeados de mucosa gástrica por todos os lados podem ser aceites, em particular os carcinomas espinocelulares puros. O comportamento dos carcinomas adenoescamosos do estômago é largamente determinado pelo grau de diferenciação do componente glandular.

- **Carcinoma mucinoso (mucoide, gelatinoso, coloidal) :**

Caracteriza-se por formações glandulares notáveis e depósitos abundantes de mucina, quase exclusivamente extracelulares. A mucina segregada por este tumor é uma forma particular O-acilada de sialomucina, que é imunorreactiva para MUC2.

O prognóstico é melhor do que o do carcinoma do anel sigilar.

- **Adenocarcinoma hepatocelular** :

Mostra diferenciação glandular e hepatocelular, com mistura frequente entre os dois componentes. Existe também um padrão tubulopapilar com células claras. Estas últimas caracterizam-se por um padrão de crescimento nodular ou maciço, pela presença de glicogénio citoplasmático abundante e de glóbulos hialinos, por uma invasão venosa extensa e por um mau prognóstico.

A imunorreactividade para Hep-Par-1 é a regra e a positividade para a alfa-fetoproteína (AFP) está presente.

- **Carcinoma da glândula parietal (oncocitose) :**

O tumor desenvolve-se sob a forma glandular ou sólida e é composto por células com citoplasma granular (oncocítico) rico em eosinófilos.

- **Adenocarcinoma da glândula do fundo do olho :**

É constituído principalmente por células principais com citoplasma cinzento-azulado e ligeira atipia nuclear. O tumor aparece tipicamente no terço superior do estômago, é pequeno e tem um excelente prognóstico.

- **Carcinoma semelhante a um linfoepitelioma** (carcinoma indiferenciado com forte infiltração linfoide)**:**

- **Carcinoma sarcomatóide (carcinossarcoma) :**

Trata-se de um tumor com uma composição dupla, em que elementos epiteliais (geralmente glandulares) estão misturados com um componente de células fusiformes do tipo sarcoma.

- **(adenocarcinoma) com caraterísticas rabdóides:**

Trata-se de uma forma muito rara de carcinoma gástrico, que se desenvolve de forma sólida e se caracteriza pela presença de material citoplasmático eosinofílico, do tipo inclusão, que desloca e deprime o núcleo das células tumorais.

- **Carcinoma gástrico com células gigantes semelhantes a osteoclastos:**

Apresenta um padrão de crescimento firme ou estriado e uma dispersão de células multinucleadas.

Relação com úlceras gástricas :

Os tumores malignos com ulceração central sem margens abruptas salientes, com células neoplásicas na base e com preservação do músculo devem ser considerados como carcinomas primitivamente ulcerativos. A presença de carcinomas em ambos os bordos de uma úlcera também indica que a ulceração é secundária à neoplasia.

Carcinoma gástrico "precoce" :

É definido como um carcinoma confinado à mucosa ou à mucosa e submucosa (sem extensão para a muscularis externa), independentemente do estado dos gânglios linfáticos regionais. A maioria dos casos de carcinoma precoce é do tipo intestinal de Lauren. O carcinoma precoce pode coexistir com úlcera gástrica, pseudolinfoma e tumor carcinoide. A maioria dos casos localiza-se no terço distal do estômago.

A taxa de sobrevivência a 5 anos após a ressecção situa-se entre 80% e 95%, e é notavelmente elevada mesmo na presença de metástases nodulares.

Propagação e metástases :

Os carcinomas gástricos distais invadem o duodeno, enquanto os carcinomas gástricos proximais envolvem frequentemente o esófago. A disseminação serosa é mais comum nos carcinomas infiltrativos do que nos carcinomas expansivos. A disseminação local também ocorre no omento, no cólon, no pâncreas e no baço.

O rico plexo linfático mucoso e submucoso (Borrman) do estômago é frequentemente afetado; a partir daí, o tumor pode disseminar-se para os gânglios linfáticos perigástricos, periaórticos e celíacos. Nos tumores do terço distal, os gânglios linfáticos hepatoduodenais são frequentemente afectados.

Metástases ovarianas bilaterais do tipo difuso de carcinoma gástrico conhecido como tumor de Krukenberg. As metástases também se podem formar no corpo do útero e no colo do útero.

O tipo difuso de carcinoma gástrico tem um padrão de disseminação mais amplo do que o tipo intestinal, com um envolvimento mais frequente do peritoneu, dos pulmões e dos ovários. As metástases hepáticas são mais comuns nos tumores do tipo intestinal.

Previsões :

Os cancros do estômago em jovens estão associados a um mau prognóstico. O aspeto grosseiro dos tumores - neoplasias polipóides, em grande parte intraluminais - tem uma incidência muito menor de metástases do que os tumores que se desenvolvem principalmente no interior da parede.

Em 80% dos sobreviventes a 5 anos, a lesão está localizada na metade distal do estômago. A presença de um rebordo de crescimento ou de disseminação é um sinal de prognóstico favorável, enquanto a infiltração difusa está associada a uma taxa de sobrevivência mais baixa. O tamanho mais pequeno do tumor está associado a um melhor prognóstico.

Os tumores intestinais da classificação de Lauren têm um comportamento relativamente melhor do que os tipos difusos. A infiltração celular na interface entre o tumor e o tecido normal, frequentemente associada a alterações degenerativas no tumor, é um bom sinal de prognóstico.

Os tumores com invasão perineural tiveram um pior prognóstico. O número de nódulos invadidos é mais importante para o prognóstico do que o estádio do nódulo.

A sobreexpressão da proteína c-ERBB-2 foi considerada um preditor independente de mau prognóstico. A sobreexpressão do produto do gene TP53 foi associada a uma pior sobrevivência. Os carcinomas gástricos EBV-positivos têm um melhor prognóstico.

Tumores neuroendócrinos bem diferenciados ("tumores carcinoides"): (Rosai and Ackerman's Surgical Pathology, 2011)

Em termos gerais, os WDNET gástricos são geralmente pequenos, bem definidos e cobertos por uma mucosa achatada.

Microscopicamente, o padrão de crescimento predominante pode ser microglandular, trabecular ou - raramente - insular. Os núcleos são regulares e normocromáticos, a mitose é rara, a necrose está geralmente ausente e a vascularização é pronunciada. O citoplasma das células tumorais é claro. Pode estar presente uma positividade focal da mucina.

A imuno-histoquímica revelou uma positividade consistente para a enolase específica dos neurónios, a cromogranina, a sinaptofisina e a queratina.

Ultra-estruturalmente, o citoplasma contém grânulos secretores com núcleos densos, geralmente em grande número.

tumores estromais (GIST e lesões relacionadas): (Rosai and Ackerman's Surgical Pathology, 2011)

A maioria dos GISTs ocorre em adultos.

Cerca de 60% dos GISTs ocorrem no estômago, sendo os sintomas mais comuns a dor abdominal e a melena. Os GISTs óbvios no estômago encontram-se na pars media (40%), seguidos pelo antro (25%). 60% são submucosos e crescem em direção ao lúmen, onde formam uma protuberância lisa.

Os tumores do estroma representam a maioria das neoplasias primárias não epiteliais do estômago.

Em termos grosseiros, são geralmente bem circunscritos e têm um aspeto liso, lobular ou espiralado e sedoso na secção transversal. Quando o tumor envolve o estômago, pode aparecer um defeito em ampulheta na cárdia ou no piloro. Podem existir áreas fibro-hialinas marcadas que podem estar calcificadas.

A célula intersticial de Cajal é uma célula derivada do mesoderma que se encontra na parede do trato gastrointestinal e pensa-se que actua como uma "célula pacemaker" na transmissão de estímulos que levam à contração coordenada do músculo liso. Como esta célula exprime normalmente CD117, partiu-se do princípio de que a positividade de CD117 nos GIST.

Podem ser classificados, grosso modo, em quatro categorias principais com base nas suas caraterísticas fenotípicas:

I.   Tumores que se diferenciam em células musculares lisas.

Neste contexto, as células tumorais fusiformes com um citoplasma fibrilar acetobranco e vacúolos citoplasmáticos em ambas as extremidades do núcleo devem indicar a diferenciação do músculo liso. Um aspeto epitelioide é também mais suscetível de estar associado a sinais de diferenciação do músculo liso.

II.   Tumores que mostram uma clara diferenciação para elementos neurais

Estas são geralmente constituídas por células fusiformes (por vezes epitelióides) que se desenvolvem sob a forma de fascículos, paliçadas e espirais. A deposição de aglomerados extracelulares amorfos e eosinofílicos de colagénio anormal (imunorreativo para o tipo VI), conhecidos como fibras esquenóides (esqueleóides), está geralmente associada à diferenciação do tipo neural.

III.   Tumores com dupla diferenciação para músculo liso e elementos neurológicos.

IV.   Tumores que não se diferenciam num dos dois tipos de células.

Cerca de 95% dos GIST adultos estão associados a uma mutação somática no KIT (CD117), e muitos dos outros têm mutações no PDGFRA.

As metástases mais comuns dos GIST malignos são no fígado, no peritoneu e nos pulmões.

O tratamento primário do GIST é a remoção cirúrgica do tumor com uma boa margem de tecido normal.

Tumores linfóides e condições semelhantes a tumores: (Rosai and Ackerman's Surgical Pathology, 2011)

O linfoma maligno primário do estômago representa apenas uma pequena percentagem (cerca de 10%) de todos os tumores malignos deste órgão.

Podem ser divididos em duas categorias principais: (1) linfomas de baixo grau, constituídos por células linfáticas pequenas, e (2) linfomas de alto grau, constituídos por células grandes.

*   **Linfomas de baixo grau :**

Representam cerca de metade dos casos de linfoma gástrico. Aparecem geralmente em pessoas com mais de 50 anos. A maioria dos casos localiza-se na metade distal do estômago.

Em casos avançados, o vírus aparece sob a forma de enormes convoluções.

Microscopicamente, pode haver envolvimento mucosubmucoso ou transmural. A multicentricidade é comum. Existe um infiltrado denso de pequenas células linfáticas, frequentemente acompanhado por folículos linfáticos reactivos dispersos. As células linfóides são constituídas por uma mistura variável de pequenos linfócitos, células centrocíticas e células monocitóides. Regra geral, apresentam uma diferenciação plasmocitóide focal ou extensa. Os corpos de Dutcher (verdadeiras inclusões eosinofílicas intranucleares constituídas por imunoglobulina) são de grande importância para o diagnóstico.

Um sinal de diagnóstico importante é a infiltração do epitélio glandular por linfócitos neoplásicos, resultando naquilo que é conhecido como "lesões linfoepiteliais".

• **Linfoma de alto grau (células grandes) :**

O linfoma de alto grau ocorre geralmente em pacientes com mais de 50 anos de idade. Tem uma predileção pela metade distal do estômago, sendo que o piloro tende a ser poupado.

Em termos grosseiros, o tumor apresenta-se normalmente como uma grande massa lobulada (por vezes polipoide). São frequentes as ulcerações superficiais ou profundas. Há invasão completa da parede gástrica e extensão direta aos órgãos vizinhos.

Microscopicamente, a maioria dos casos de linfoma de grandes células B do estômago é composta por células que se assemelham a grandes células não divididas (centroblastos), mas com um pouco mais de citoplasma, dando-lhes por vezes um aspeto plasmablástico ou imunoblástico. Podem estar presentes formas de células multinucleadas, semelhantes às células de Reed-Sternberg.

• **Hiperplasia linfoide ("pseudolinfoma") :**

O pseudolinfoma do estômago é uma doença que era tradicionalmente considerada inflamatória.

As caraterísticas microscópicas que favoreciam o diagnóstico de pseudolinfoma incluíam a presença de centros germinais marcadamente reactivos em toda a lesão, uma população mista de células inflamatórias (incluindo linfócitos maduros e células plasmáticas) e a proliferação de vasos sanguíneos. Os nódulos linfáticos presentes na lesão tinham as caraterísticas morfológicas de centros germinais progressivamente transformados.

- **Granuloma plasmático :**

Trata-se de um estado reativo localizado, rico em plasmócitos. Os plasmócitos estão maduros e são acompanhados de outros elementos inflamatórios e de fibrose.

Outros tumores: (Rosai and Ackerman's Surgical Pathology; 2011)

- **Glomus e tumores relacionados (por exemplo, glomangiomiomas) :**

O estômago é um dos locais extracutâneos mais comuns para este tumor. Uma forte predominância feminina.

Microscopicamente, os tumores são compostos por células epitelioides claras dispostas em torno de vasos dilatados. Na microscopia eletrónica, o citoplasma está cheio de miofilamentos que mostram densidades focais.

- **Tumores das bainhas dos nervos periféricos :**

Podem aparecer no estômago e devem ser distinguidos dos GISTs e de outras neoplasias neurais. Estes incluem schwannomas, neurofibromas e perineuriomas (mixóides).

- **Gastroblastoma :**

Este é o termo que foi proposto para um determinado tumor epitelial-mesenquimal gástrico bifásico, que se assemelha a um sarcoma sinovial.

- **Fibromixoma plexiforme :**

Trata-se de outra entidade tumoral supostamente nova, geralmente localizada no antro e caracterizada microscopicamente por uma proliferação intramural plexiforme com múltiplos micronódulos contendo áreas mixóides, colagénicas e fibromixóides paucicelulares a moderadamente celulares.

- **Os tumores de células germinativas** podem ocorrer no estômago, sendo as duas formas mais comuns
coriocarcinoma e tumor do saco vitelino.

Carcinoma metastático: (Rosai and Ackerman's Surgical Pathology; 2011)

Pode desenvolver-se no estômago a partir de qualquer neoplasia disseminada, nomeadamente da mama e dos pulmões.

As metástases para o estômago de carcinomas lobulares da mama são indistinguíveis dos carcinomas difusos primários deste órgão ("linitis plastica"). A presença de células tumorais em "olho de boi" (indicando a presença de luminescência intracelular), a imunorreactividade para receptores hormonais e GCDFP-15 e a perda de E-caderina são argumentos a favor do carcinoma da mama metastático, enquanto a positividade para queratina 20, DAS-1, MUC2, MUC5AC, MUC6 e CDX2 é um argumento a favor do carcinoma gástrico primário.

MATERIAIS E MÉTODOS

Este estudo retrospetivo foi realizado no Departamento de Patologia, R.N.T. Medical College, Udaipur, Rajasthan. O estudo incluiu biópsias excisionais de todos os casos de lesões esofágicas e gástricas recebidas no Departamento de Patologia, R.N.T. Medical College, Udaipur, durante um período de cinco anos, de janeiro de 2011 a dezembro de 2015.

Os casos notificados durante o período acima referido foram extraídos dos registos do Departamento de Patologia, R.N.T. Medical College, Udaipur.

MATERIAL

Lâminas, formalina, etanol, xileno, cera de parafina, cassetes, formato em L, micrótomo rotativo, processador automático de tecidos, corante H&E e microscópio.

MÉTODO

As biópsias retiradas do paciente são processadas nas seguintes fases:

- **Fixação** - O fixador de eleição é a formalina neutra tamponada a 10%.

- **Processamento de tecidos** - Após a fixação, as amostras de rotina são tratamento automático de tecidos.

- **Revestimento** - Após o processamento, as amostras são revestidas com a superfície de corte.
   com a face para baixo, no molde da cassete, em parafina líquida.

- **Coloração** - As secções são coradas com hematoxilina-eosina.

1. Desparafinagem das secções, hidratação com álcoois graduados em água.

2. Se necessário, remover os pigmentos de fixação.

3. Corar com um alúmen de hematoxilina à escolha durante um período de tempo

razoável (Ehrlich - 20-45 minutos e Mayer 10-20 minutos).

4.   Lave-os bem em água corrente da torneira até as secções ficarem "azuis" durante 5 minutos ou menos.

5.   Diferenciar durante 5 a 10 segundos em álcool ácido a 1% (HCL a 1% em álcool a 70%).

6.   lavar bem em água da torneira até as secções ficarem novamente "azuis" (10-15 minutos), ou

7.   Azul por imersão numa solução alcalina (por exemplo, água com amoníaco), seguida de uma lavagem de 5 minutos em água da torneira.

8.   Corar durante 10 minutos com eosina Y a 1%.

9.   Lavar com água corrente da torneira durante 1 a 5 minutos.

10.   Desidratar com álcoois, clarificar e misturar.

•   **Montagem -** Após a coloração, as lâminas são montadas com uma resina de montagem.

O material de suporte é uma resina sintética à base de tolueno.

Resultados -

•   Citoplasma: cor-de-rosa.

•   Núcleos celulares: azul.

•   Músculos, queratina, fibras elásticas grossas, fibrina: vermelho claro.

•   Glóbulos vermelhos: cor de laranja.

•   Colagénio, reticulina, tecido conjuntivo, amiloide: cor-de-rosa.

OBSERVAÇÕES E RESULTADOS

Cento e cinquenta casos de lesões esofágicas e gástricas foram revistos durante um período de cinco anos, de janeiro de 2011 a dezembro de 2015, no Departamento de Patologia, RNT Medical College and Hospital, Udaipur.

QUADRO 1: Frequência das lesões esofágicas e gástricas

Type of lesion	No. of cases	Percentage
Non-neoplastic	82	54.7%
Neoplastic	68	45.3%
Total	150	100%

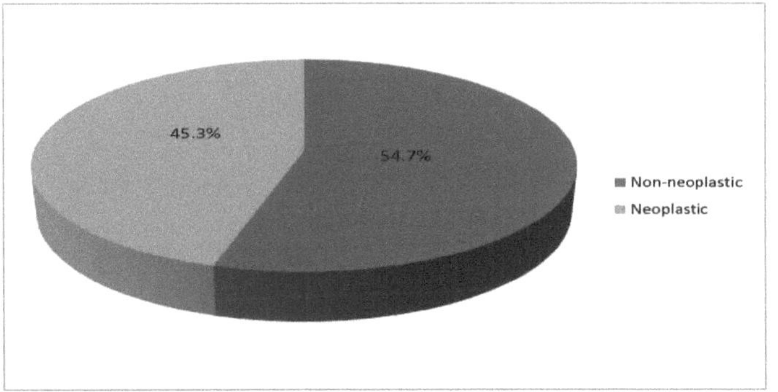

Figura 1: Frequência das lesões esofágicas e gástricas

No presente estudo, foram observadas 82 lesões não neoplásicas, representando 54,7% dos casos, e 68 lesões neoplásicas, representando 45,3% dos casos, conforme demonstrado na Tabela 1.

Site	Resection specimen	Biopsy specimen	Total	Percentage
Esophagus	01	75	76	50.7%
Stomach	07	67	74	49.3%
Total	08(5.3%)	142(94.7%)	150	100%

QUADRO 2: Indicação do tipo de amostra

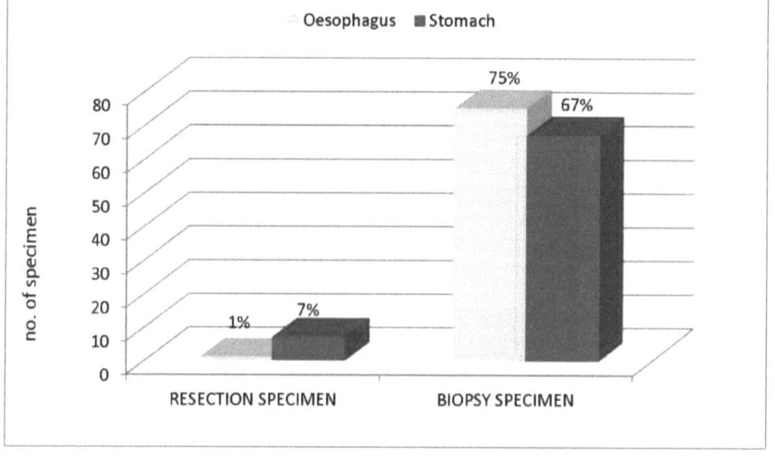

Figura 2: Representação do tipo de amostra

Neste estudo, 142 (94,7%) dos 150 casos eram amostras de biopsia e apenas 08 (5,3%) eram amostras de ressecção esofágica e gástrica utilizadas para o diagnóstico histopatológico. Como mostra esta tabela, o número de amostras de biopsia é bastante elevado.

TABELA 3: Distribuição etária das lesões esofágicas e gástricas

Age (yrs.)	Esophagus		Stomach		Total	Percentage
	No. of cases	Percentage	No. of cases	Percentage		
0-20	01	1.3	02	2.7	03	02
21-40	02	2.6	17	23	19	12.7
41-60	31	40.8	30	40.5	61	40.7
61-80	41	53.9	24	32.4	65	43.3
>80	01	1.3	01	1.4	02	1.3
Total	76	100	74	100	150	100

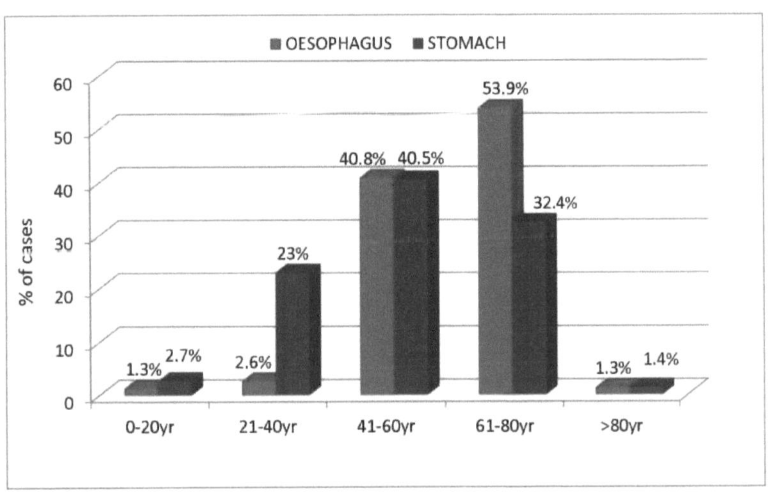

Figura 3: Distribuição etária das lesões esofágicas e gástricas

No nosso estudo, a maioria dos casos de lesões esofágicas foi observada no grupo etário dos 61-80 anos, enquanto a maioria dos casos gástricos foi observada no grupo etário dos 41-60 anos. [nd]Em ambos os órgãos, 2% dos casos ocorreram na faixa etária abaixo de 2 décadas e 1,3% dos casos na faixa etária acima de 80 anos, como mostra a Tabela 3.

QUADRO 4: Repartição das lesões esofágicas e gástricas por sexo

Gender	Esophagus		Stomach		Total	Percentage
	No. of Cases	Percentage	No. of Cases	Percentage		
Male	56	73.7	56	75.7	112	74.7
Female	20	26.3	18	24.3	38	25.3
Total	76	100	74	100	150	100

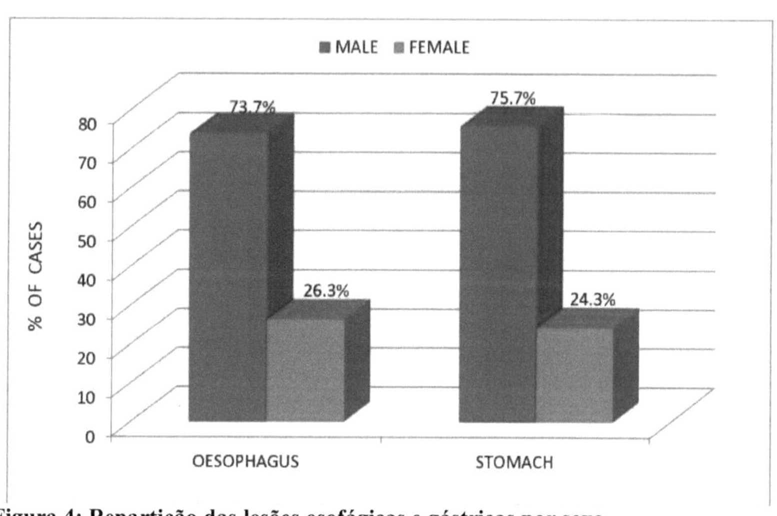

Figura 4: Repartição das lesões esofágicas e gástricas por sexo

De acordo com este quadro, os homens são maioritários no esófago e no estômago, com 56 casos cada, o que representa 73,7% e 75,7%, respetivamente.

QUADRO 5: Sintomas de lesões do esófago e do estômago

Name of symptoms	Frequency	Percentage
Pain Abdomen	70	46.7
Dysphagia	60	40.0
Lump/Mass In Abdomen	05	3.3
Vomiting	13	8.7
Wt. Loss	10	6.7
Anorexia	09	6.0
Fever	01	0.7
Retrosternal Pain	15	10
Abdomen Distension	04	2.7

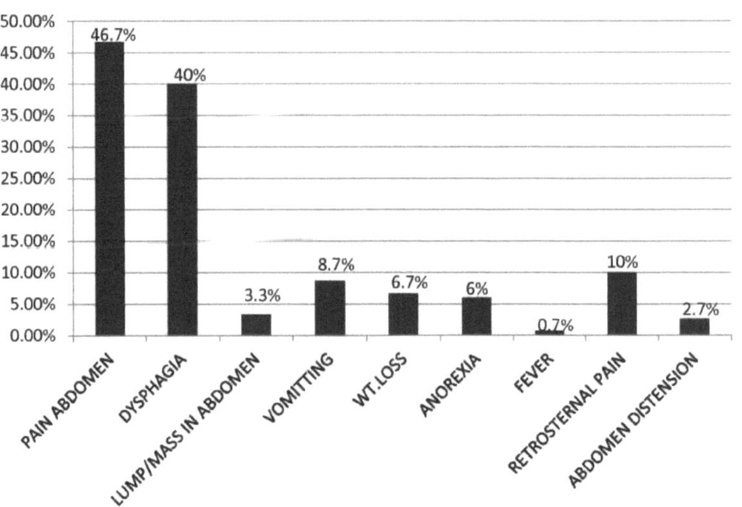

Figura 5: Sintomas de lesões no esófago e no estômago

A dor abdominal foi o sintoma mais frequente, observada em 46,7% dos casos. Seguiu-se a disfagia, presente em 40% dos casos (ver Quadro 5).

QUADRO 6: Representação das lesões não neoplásicas do esófago

Diagnosis	No. of cases	Percentage	Incidence (%) n=76
Acute esophagitis	05	18.5	6.6
Barrett's esophagus	03	11.1	3.9
Bronchogenic cyst	01	3.7	1.3
Chronic esophagitis	10	37	13.2
Sq. cell hyperplasia	08	29.6	10.5
Total	27	100	35.52

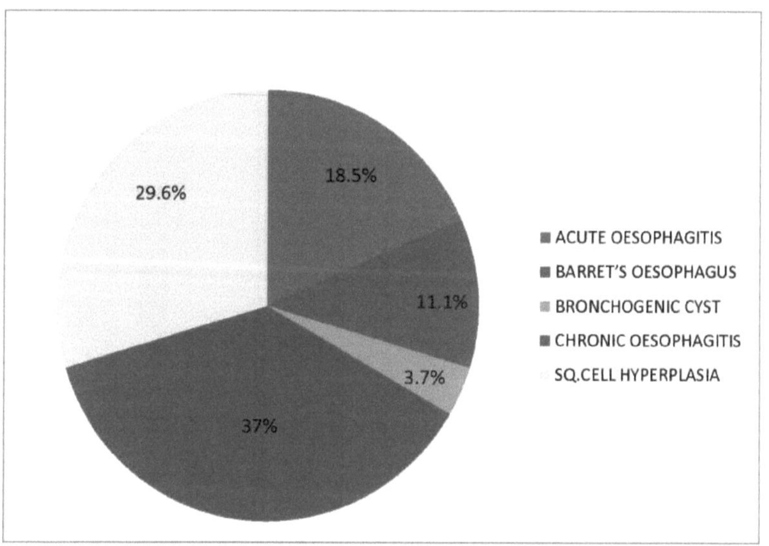

Figura 6: Distribuição das lesões não neoplásicas do esófago

Neste estudo, a maior incidência de lesões não neoplásicas do esófago foi observada na esofagite crónica (13,2%), seguida da hiperplasia escamosa (10,5%), da esofagite aguda (6,6%), do esófago de Barrett (3,9%) e do quisto broncogénico (1,3%), como se pode observar na Tabela 6.

TABELA 7: Lesões não neoplásicas do estômago.

Diagnosis	No. of cases	Percentage	Incidence (%) n=74
Acute gastritis	03	5.5	4.1
Chronic gastritis	45	81.8	60.8
Gastric ulcer	04	7.3	5.4
Chronic atrophic gastritis	02	3.6	2.7
Trico bezoar	01	1.8	1.4
Total	55	100	74.3

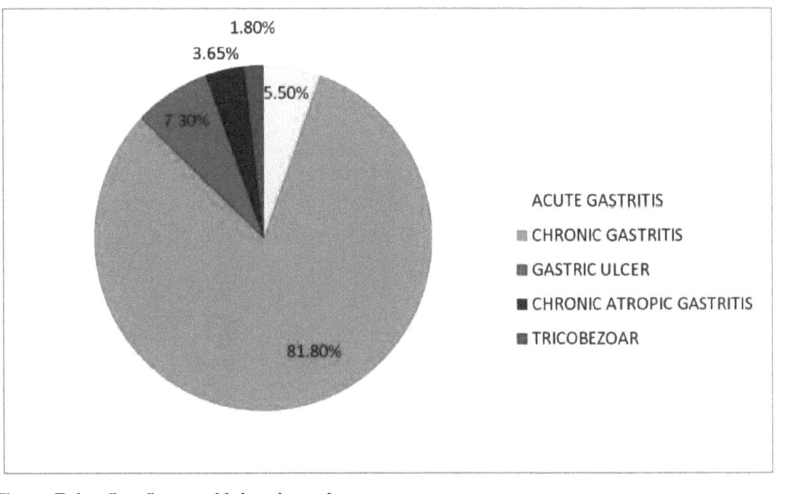

Figura 7: Lesão não neoplásica do estômago

De um total de 150 casos, foram identificadas 55 lesões não neoplásicas no estômago. A lesão não neoplásica mais frequente foi a gastrite crónica, com um total de 45 casos, ou seja, 81,8% dos casos. Outras lesões não neoplásicas do estômago encontradas em nosso estudo foram: úlcera gástrica em 04 casos (7,3%), gastrite aguda em 03 casos (5,5%), gastrite crônica atrófica em 02 casos (3,6%) e trico bezoar em 01 caso (1,8%), conforme demonstrado na Tabela 7.

QUADRO 8: Distribuição etária das lesões não neoplásicas do esófago e do estômago

Age (yrs.)	Esophagus		Stomach		Total	Percentage
	No. of cases	Percentage	No. of cases	Percentage		
0-20	01	3.8	02	3.6	03	3.7
21-40	00	00	15	27.3	15	18.3
41-60	13	48.1	18	32.7	31	37.8
61-80	13	48.1	19	32.8	32	39.0
>80	00	00	01	1.8	01	1.2
Total	27	100	55	100	82	100

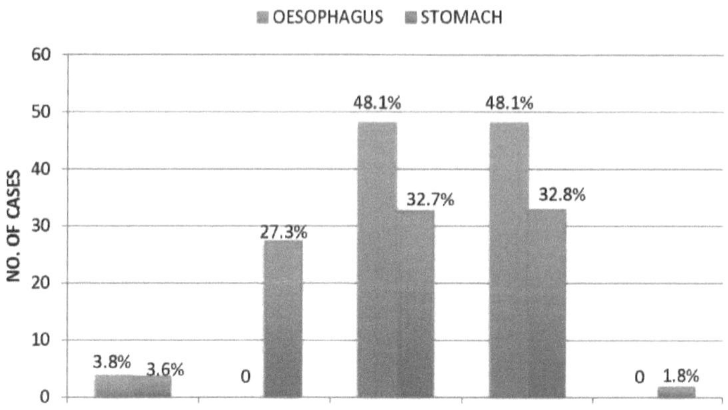

Figura 8: Distribuição etária das lesões não neoplásicas do esófago e do estômago

thththth No nosso estudo, as idades habituais das lesões não neoplásicas do esófago e do estômago foram de 4 a 8 e de 6 a 8 décadas, como se pode ver na Tabela 8.

QUADRO 9: Distribuição por sexo das lesões não neoplásicas do esófago e do estômago

Gender	Esophagus	Percentage	Stomach	Percentage
Male	18	66.7	47	85.5
Female	09	33.3	08	14.5
Total	27	100	55	100

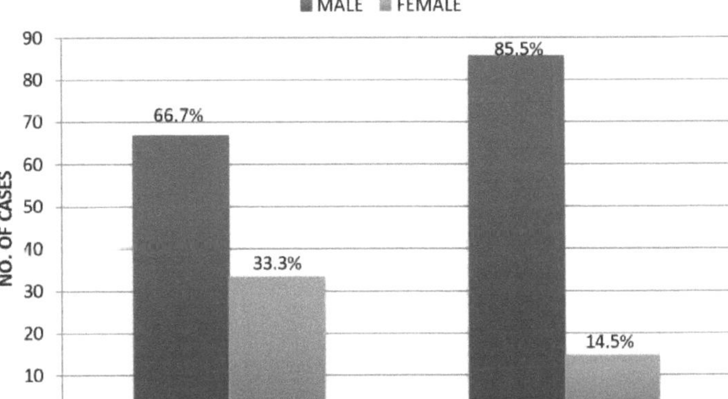

Figura 9: Distribuição por sexo das lesões não neoplásicas do esófago e do estômago

Neste estudo, os homens foram responsáveis pela maioria das lesões não neoplásicas do esófago e do estômago, com 18 e 47 casos, respetivamente, representando 66,7% e 85,5%, como se pode verificar na Tabela 9.

QUADRO 10: Sintomas de lesões não neoplásicas do esófago

Name of symptoms	Frequency	Percentage
Dysphagia	10	37.0
Retro-sternal pain	15	55.5
Regurgitation	03	11.10
Abdomen distention	02	7.4

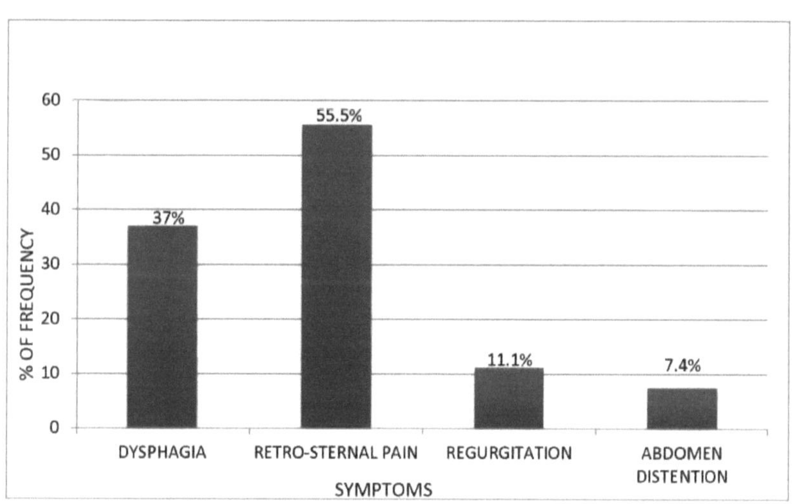

Figura 10: Sintomas de lesões não neoplásicas do esófago

No nosso estudo, a dor retroesternal foi o sintoma mais comum (55,5%) nas lesões não neoplásicas do esófago, seguida da disfagia, da regurgitação e da dilatação abdominal, observadas em 37%, 11,1% e 7,4%, respetivamente (ver Tabela 10).

QUADRO 11: Sintomas de uma lesão não neoplásica do estômago

Name of symptoms	Frequency	Percentage
Pain abdomen	54	98.2
Vomiting	03	5.5
Mass/lump abdomen	01	1.8
Abdomen distension	02	3.6
Weakness	01	1.8

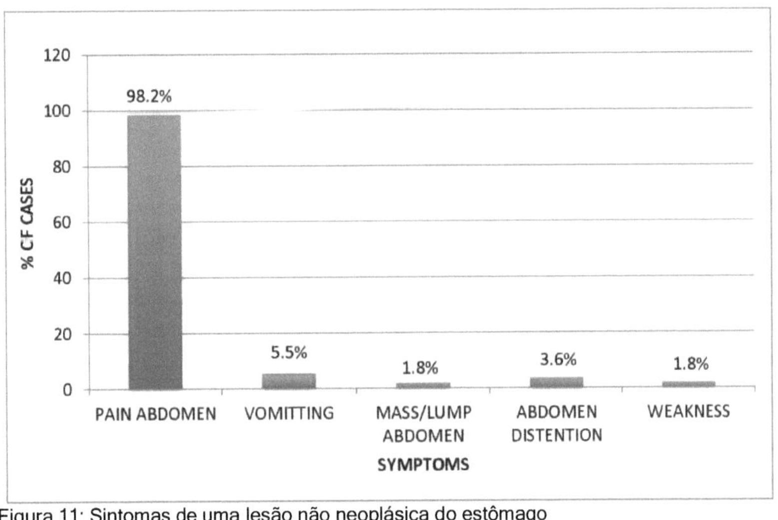

Figura 11: Sintomas de uma lesão não neoplásica do estômago

De acordo com este estudo, a dor abdominal foi o sintoma mais frequente (98,2%) nas lesões não neoplásicas do estômago, seguido dos vómitos, inchaço, fraqueza e massa/bolha no estômago, que estiveram presentes em 5,5%, 3,6%, 1,8% e 1,8%, respetivamente (ver tabela 11).

TABLE 12: **Distribuição etária das lesões neoplásicas do esófago e do estômago**

Age (yrs.)	Esophagus		Stomach		Total	Percentage
	No. of cases	Percentage	No. of cases	Percentage		
0-20	00	00	00	00	00	00
21-40	02	4.1	02	10.5	04	5.9
41-60	18	36.8	11	57.9	29	42.7
61-80	28	57.1	06	31.6	34	50.0
>80	01	2.0	00	00	01	1.4
Total	49	100	19	100	68	100

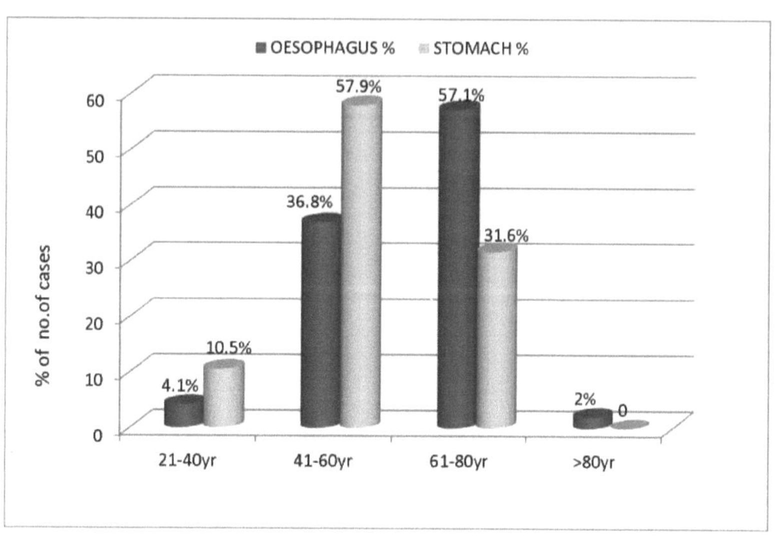

Figura 12: Distribuição etária das lesões neoplásicas do esófago e do estômago

[ththth] No nosso estudo, a idade mais comum para as lesões neoplásicas do esófago foi de 6 a 8 anos e a idade mais comum para as lesões neoplásicas do estômago foi de 4 a 6 décadas, como se pode ver na Tabela 8.

TABLE 13: Distribuição por género das lesões neoplásicas do esófago e do estômago

Gender	Esophagus	Percentage	Stomach	Percentage
Male	38	77.6	09	47.4
Female	11	22.4	10	52.6
Total	49	100	19	100

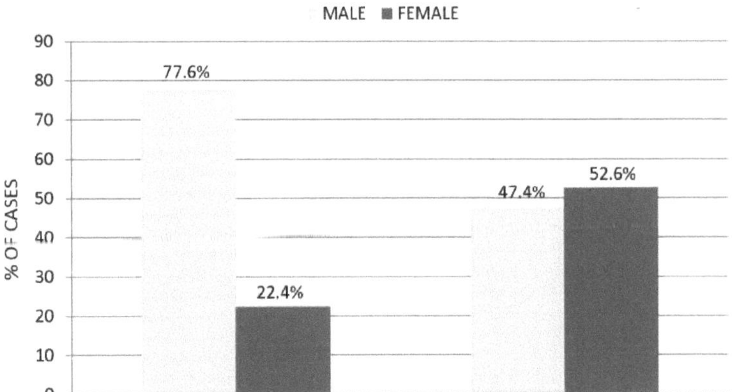

Figura 13: Distribuição por sexo das lesões neoplásicas do esófago

e o estômago

No nosso estudo, os homens estiveram em maioria nas lesões neoplásicas do esófago, com 38 casos (77,6%), enquanto as mulheres foram ligeiramente mais numerosas nas lesões neoplásicas do estômago, com 10 casos (52,6%) (ver Quadro 13).

QUADRO 14: Sintomas de uma lesão neoplásica do esófago

Name of symptom	Frequency	Percentage
Dysphagia	49	100
Odynophagia	13	48.1

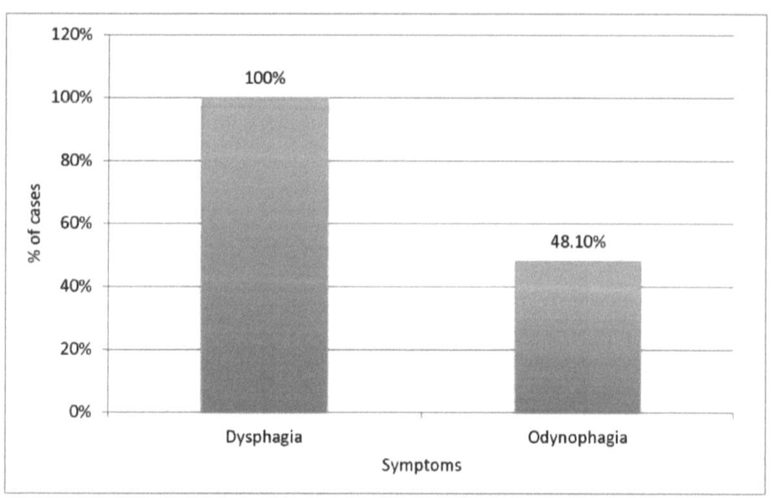

Figura 14: Sintomas de uma lesão neoplásica do esófago

Neste estudo, a disfagia foi o sintoma mais frequente (100%) de uma lesão neoplásica do esófago, seguido da odinofagia, que representou 48,1% (ver tabela 14).

QUADRO 15: Sintomas de uma lesão neoplásica do estômago

Name of symptom	Frequency	Percentage
Dysphagia	1	5.3
Lump abdomen	4	21
Pain abdomen	16	84.2
Wt. loss	10	52.6
Hematemesis	3	15.8
Vomiting	6	31.6
Anorexia	9	47.4
Constipation	1	5.3

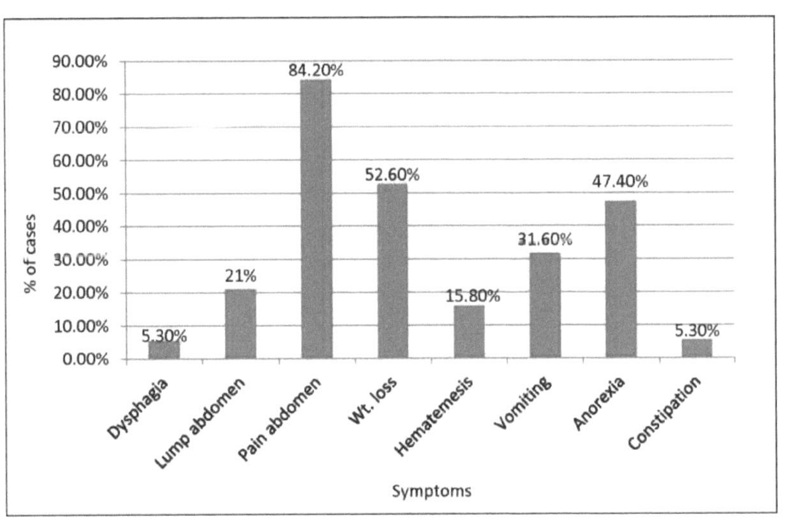

Figura 15: Sintomas de uma lesão neoplásica do estômago.

De acordo com este estudo, a dor abdominal foi o sintoma mais frequente (84,2%) de uma lesão neoplásica do estômago, seguido de perda de peso (52,6%), anorexia (47,4%), vómitos (31,6%), nódulos no estômago (21%), disfagia (5,3%) e obstipação (5,3%) (ver quadro 15).

QUADRO 16: Mostra uma lesão neoplásica do esófago.

Diagnosis	No. of cases	Percentage	Incidence (%) (n=76)
Adenocarcinoma	06	12.2	7.9
Squamous cell Carcinoma	43	87.8	56.6
Total	49	100	64.5

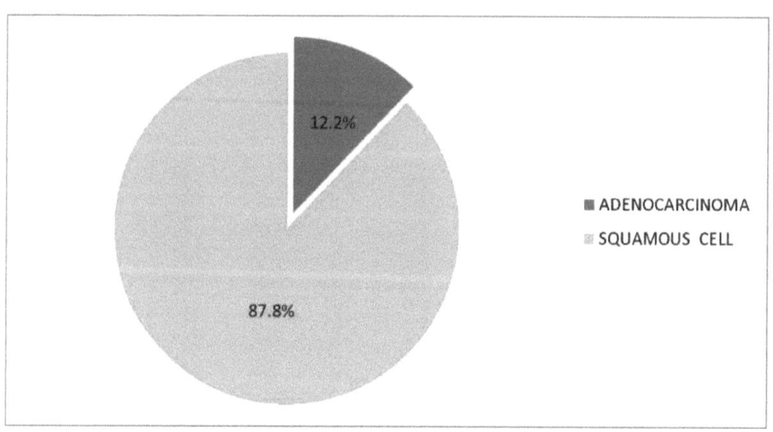

Figura 16: Mostra uma lesão neoplásica do esófago.

Neste estudo, foram observadas 49 lesões neoplásicas no esófago. A lesão neoplásica mais frequente foi o carcinoma espinocelular, com um total de 43 casos, representando 87,8% (incidência = 56,6%) dos casos. Outra lesão neoplásica do esôfago encontrada em nosso estudo foi o adenocarcinoma em 06 casos (12,2%) com uma incidência de 7,9%, como mostra a Tabela 16.

QUADRO 17: Diferenciação dos carcinomas de células escamosas (CEC) do esófago

Differentiation	No. of cases	Percentage	Incidence (%) (n=76)
Well differentiated Keratinizing SCC	13	30.2	17.10
Well differentiated Non Keratinizing SCC	07	16.3	9.2
Mod. diff. Keratinizing SCC	13	30.2	17.10
Mod. differentiated Non Keratinizing SCC	09	21.0	11.8
Well diff.Large cell SCC	01	2.3	1.3
Total	43	100	56.6

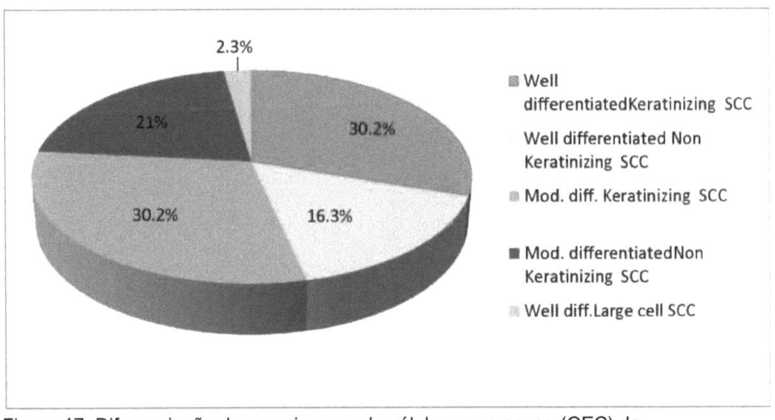

Figura 17: Diferenciação dos carcinomas de células escamosas (CEC) do esófago

Este estudo mostra que dos 43 casos de carcinoma espinocelular, o CEC queratinizante bem diferenciado e o CEC queratinizante moderado foram os tipos predominantes, com 13 casos cada, representando 30,2% de todos os CEC que afectam o esófago.Os outros tipos de CEC do esófago foram o CEC moderadamente diferenciado não queratinizante em 09 casos (21%), o CEC bem diferenciado não queratinizante em 07 casos (16,3%) e o CEC bem diferenciado de grandes células em 01 caso (2,3%), como mostra a Tabela 17.

QUADRO 18: Diferenciação do adenocarcinoma do esófago

Differentiation	No. of cases	Percentage	Incidence (%) (n=76)
Well differentiated Adenocarcinoma	05	83.3	6.6
Moderately differentiated Adenocarcinoma	01	16.7	1.3
Total	06	100	7.9

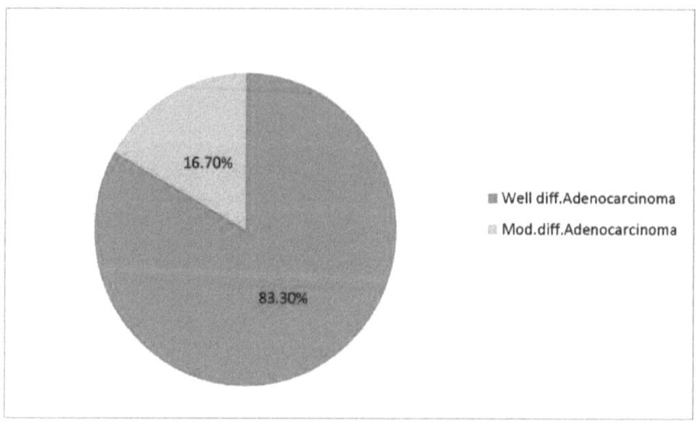

Figura 18: Diferenciação dos adenocarcinomas do esófago

No presente estudo, dentre os 06 adenocarcinomas, o adenocarcinoma bem diferenciado foi o tipo predominante com 05 casos (83,3%) acometendo o esôfago. O outro tipo de adenocarcinoma de esôfago foi o adenocarcinoma moderadamente diferenciado com 01 caso (16,7%), como mostra a Tabela 18.

QUADRO 19: Lesão neoplásica do estômago

Diagnosis	No. of cases	Percentage	Incidence (%) (n=74)
Adenocarcinoma	13	68.4	17.5
Carcinoid	01	5.3	1.4
Gastrointestinal stromal tumor	02	10.5	2.7
Lymphoma	02	10.5	2.7
Mucinous adenocarcinoma	01	5.3	1.4
Total	19	100	27.7

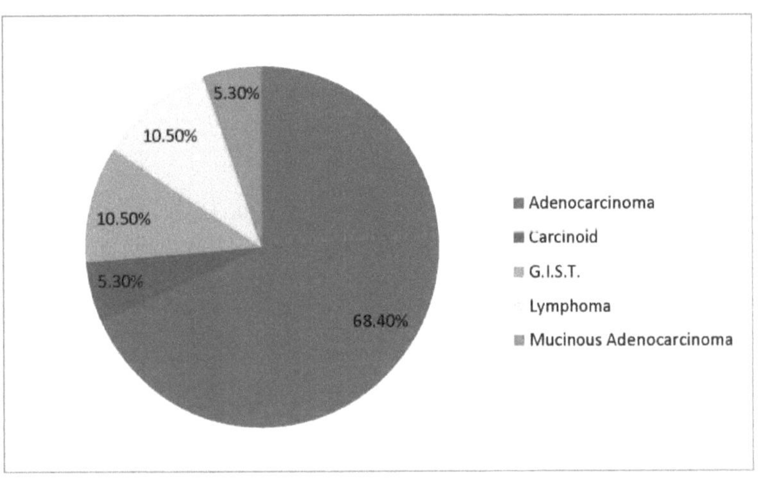

Figura 19: Lesão neoplásica do estômago

No nosso estudo, dos 19 casos de lesões neoplásicas do estômago, 13 (68,4%) eram adenocarcinomas, os mais comuns. Outras lesões neoplásicas do estômago foram os tumores do estroma gastrointestinal e os linfomas, com 02 casos cada (10,5% cada), e os carcinóides e adenocarcinomas mucinosos, com 01 caso cada (5,3% cada), conforme demonstrado na tabela 19.

QUADRO 20: Representação da diferenciação do adenocarcinoma do estômago

Differentiation	No. of cases	Percentage	Incidence (%) (n=74)
Well differentiated Adenocarcinoma	09	69.2	12.2
Moderately differentiated Adenocarcinoma	02	15.4	2.7
Poorly differentiated Adenocarcinoma	02	15.4	2.7
Total	13	100	17.6

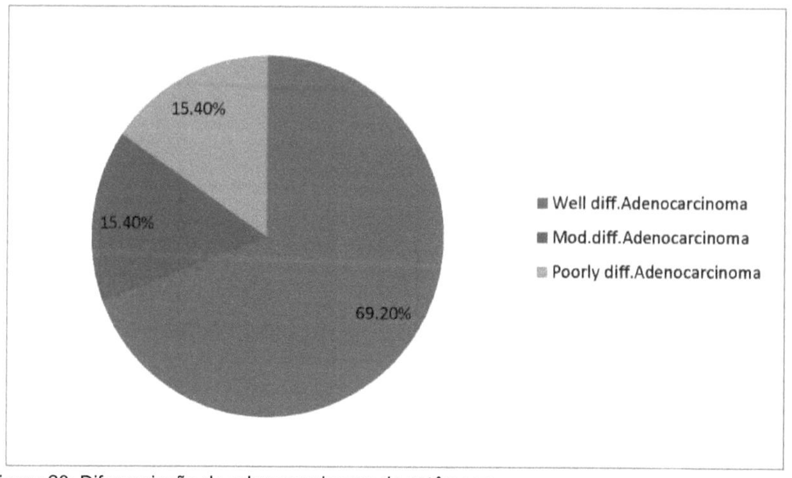

Figura 20: Diferenciação do adenocarcinoma do estômago

De acordo com o presente estudo, dos 13 casos de adenocarcinoma gástrico, o adenocarcinoma bem diferenciado foi o tipo mais comum, com 09 casos, abrangendo 69,2% do estômago. Os outros tipos foram o adenocarcinoma moderadamente diferenciado e o adenocarcinoma pouco diferenciado, com 02 casos cada, representando 15,4%, como mostra a Tabela 20.

DISCUSSÃO

O estudo foi realizado de janeiro de 2011 a dezembro de 2015 e incluiu 150 casos de lesões esofágicas e gástricas. Destes casos, 76 (50,7%) eram lesões esofágicas e 74 (49,3%) eram lesões gástricas. No presente estudo, a localização mais frequente foi o esófago, seguido do estômago.

TABELA 21: Comparação da distribuição de diferentes lesões do trato gastrointestinal superior de acordo com a sua localização.

Site of lesion	Krishnappa et al 2013	Bilal et al 2015	Javali et al 2015	Abilash SC et al 2016	Present study2017
Esophagus	25%	25.5%	22.5%	19%	50.7%
Gastro-esophageal junction	--	7.65%	--	--	--
Stomach	68%	64.8%	44.8%	51%	49.3%
Duodenum	7%	2.04%	13.8%	30%	--

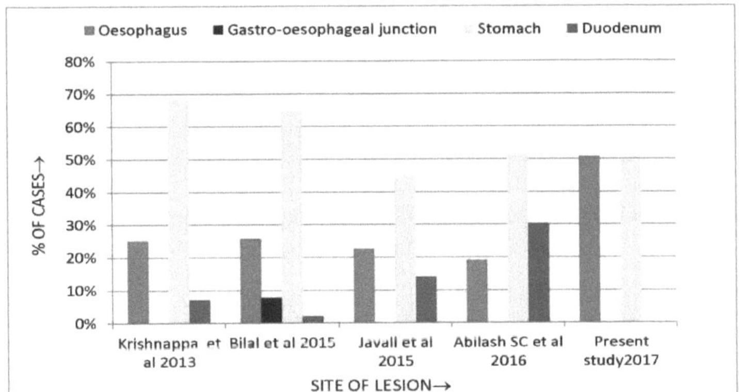

Figura 21: Comparação da distribuição das diferentes lesões do trato gastrointestinal superior com os respectivos locais.

Krishnappa et al. examinaram 100 biopsias no M.S. Ramay College e encontraram 25% de lesões esofágicas, 68% gástricas e 7% duodenais. Bilal et al. descreveram os resultados de 196 biopsias do trato gastrointestinal superior, das quais 25,5% eram do esófago, 64,8% do estômago, 7,65% da junção gastro-esofágica e 2,04% do duodeno. Javali et al. realizaram um estudo com 600 casos e encontraram 22,5% de lesões esofágicas, 44,8% de lesões gástricas e 13,8% de lesões duodenais. Abilash SC et al.

analisaram 200 casos e verificaram que 19% tinham lesões esofágicas, 51% lesões gástricas e 30% lesões duodenais. (Krishnappa et al 2013, Bilal et al 2015, Javali et al 2015, Abilash SC et al 2016).

No presente estudo, as lesões esofágicas foram bastante elevadas e as lesões gástricas podem ser correlacionadas com os resultados dos autores acima referidos.

QUADRO 22: Comparação da distribuição por sexo das lesões esofágicas e gástricas

Gender	Krishnappa et al 2013	Bilal et al 2015	Javali et al 2015	Present study2017
Male	67%	65.8%	61.6%	74.7%
Female	33%	34.2%	28.4%	25.3%
M:F	2.03:1	1.92:1	1.60:1	2.95:1

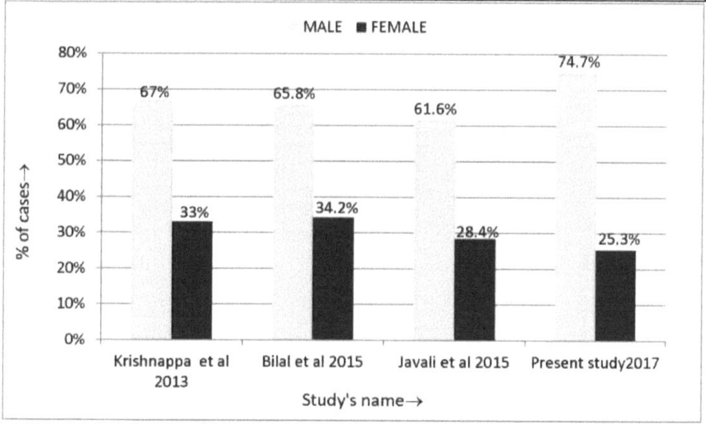

Figura 22: Comparação da distribuição das lesões esofágicas e gástricas de acordo com o sexo

Krishnappa et al, Bilal et al e Javali et al descobriram que os homens eram mais afectados do que as mulheres. Este facto é consistente com o nosso estudo atual (Krishnappa et al. 2013, Bilal et al. 2015, Javali et al. 2015).

No nosso estudo, o rácio de homens para mulheres foi de 2,95:1. Este rácio entre os sexos sugere que os homens estão mais expostos a factores de risco do que as mulheres e que as doenças malignas são mais comuns nos homens, de acordo com Krishnappa et al, Bilal et al, Javali et al e JC Paymaster et al (Krishnappa et al. 2013, Bilal et al. 2015, Javali et al. 2015, JC Paymaster et al. 1968).

QUADRO 23: Comparação da distribuição das lesões esofágicas e gástricas em função da idade

	Javali et al 2015	Present study 2017
Age group	≥ 60 yrs.	61-80 yrs.
Mean age	61 yrs.	70 yrs.

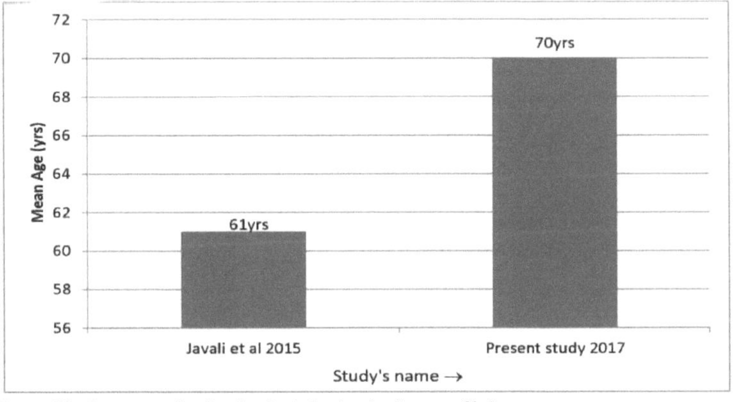

Figura 23: Comparação da distribuição das lesões esofágicas
e gástricas de acordo com a idade

De acordo com Javali et al., a idade média de início da lesão foi superior a 60 anos e a idade média foi de 61 anos (Javali et al. 2015).

No presente estudo, a média de idades foi de 70 anos e o intervalo de idades foi de 61 a 80 anos, o que é comparável ao estudo anterior e mostra que as lesões do esófago e do estômago são mais frequentes numa idade avançada.

QUADRO 24: Comparação das lesões do esófago

Type of lesions	Krishnappa et al 2013	Bilal et al 2015	Javali et al 2015	Present study2017
Non neoplastic lesion	56%	18%	80%	35.5%
Neoplastic	44%	82%	20%	64.5%

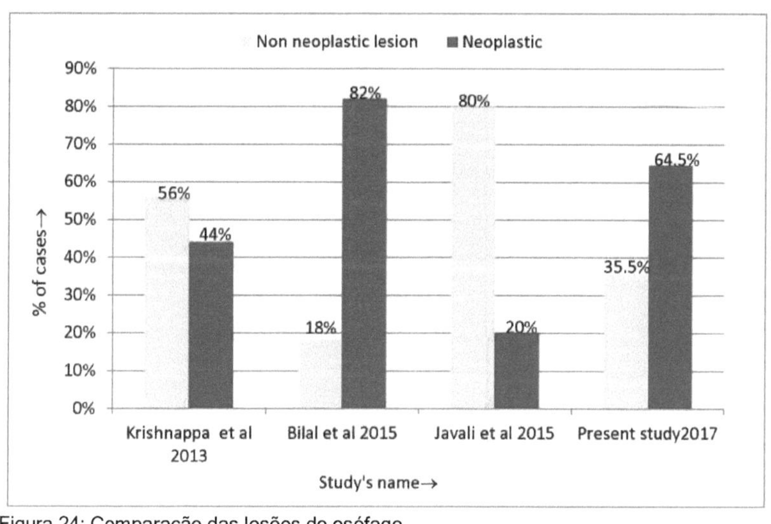

Figura 24: Comparação das lesões do esófago

Bilal et al. mostraram que as lesões neoplásicas predominavam sobre as lesões não neoplásicas. Esse estudo concorda com o nosso, enquanto Krishnappa et al. e Javali et al. relataram em seu estudo que as lesões não neoplásicas foram observadas com mais frequência do que as lesões neoplásicas. (Bilal et al. 2015, Krishnappa et al. 2013, Javali et al. 2015).

QUADRO 25: Comparação das lesões não neoplásicas do esófago e do estômago

Site of lesion	Diagnosis	Javali et al 2015	Abilash SC et al 2016	Present study 2017
Esophagus	Acute esophagitis	-	-	3.3%
	Barrett's esophagus	-	1%	2%
	Bronchogenic cyst	-	-	0.7%

	Chronic esophagitis	-	5%	6.7%
	Squamous cell hyperplasia	-	-	5.3%
Stomach	Acute gastritis	12.3%	3.5%	2%
	Chronic gastritis	13.8%	16%	30%
	Gastric ulcer	0.8%	5%	2.7%
	Chronic atrophic gastritis	0.6%	-	1.3%
	Trico bezoar	-	-	0.7%

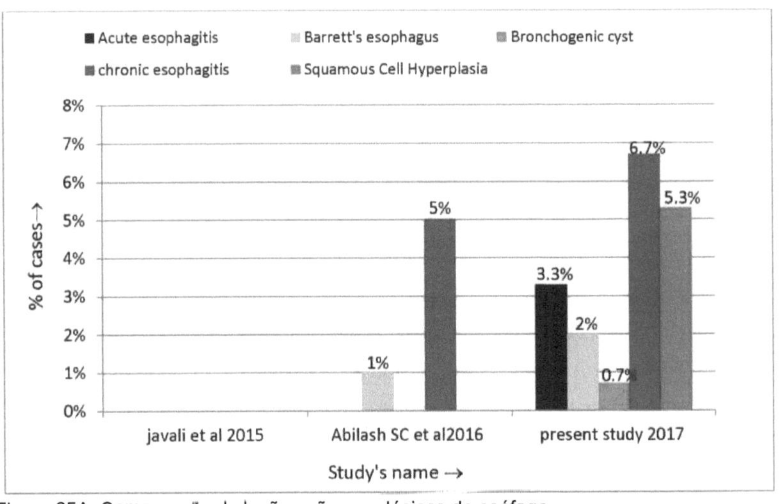

Figura 25A: Comparação de lesões não neoplásicas do esófago

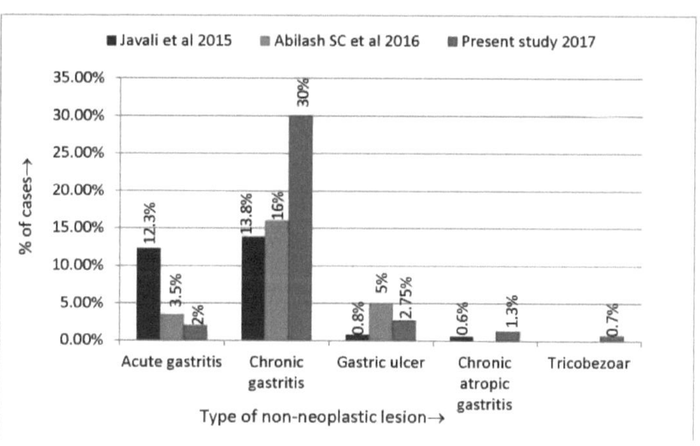

Figura 25B: Comparação de lesões não neoplásicas do estômago

No presente estudo, a esofagite crónica foi a lesão não neoplásica mais comum do esófago, o que é consistente com o estudo de Abilash SC et al.

De acordo com o estudo de Javali et al e Abilash SC et al, a gastrite crónica é a lesão não neoplásica mais comum do estômago, o que é consistente com o nosso estudo. Como mostra a tabela acima. (Javali et al. 2015, Abilash SC et al. 2016).

QUADRO 26: Comparação das lesões neoplásicas do esófago e do estômago

Site of lesion	Diagnosis	Bilal et al 2015	Abilash SC et al 2016	Present study 2017
Esophagus	Adenocarcinoma	5.6%	-	4%
	Squamous cell carcinoma	11.2%	8.0%	28.7%
Stomach	Adenocarcinoma	18.4%	7.5%	8.7%
	Carcinoids	-	-	0.7%
	GIST	-	-	1.3%
	Lymphoma	-	-	1.3%
	Mucinous Adenocarcinoma	0.5%	-	0.7%

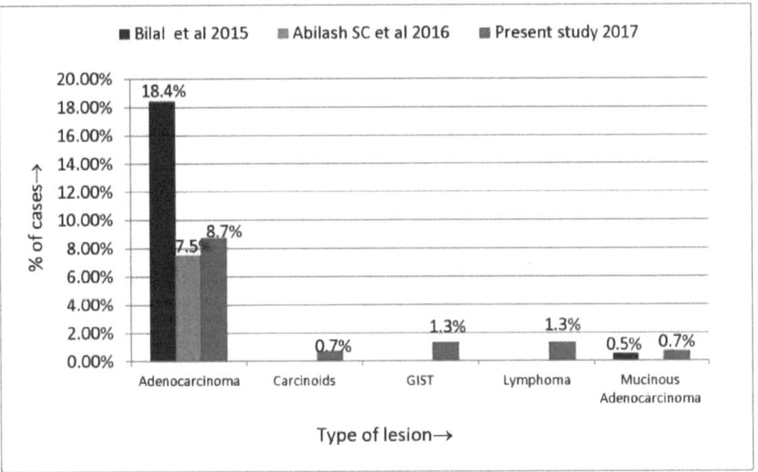

Figura 26A: Comparação das lesões neoplásicas do esófago

O carcinoma de células escamosas é a lesão neoplásica mais frequente no presente estudo, o que é bastante elevado em comparação com Abilash SC et al (8%) e Bilal et al (11,2%) (Abilash SC et al 2016, Bilal et al 2015).

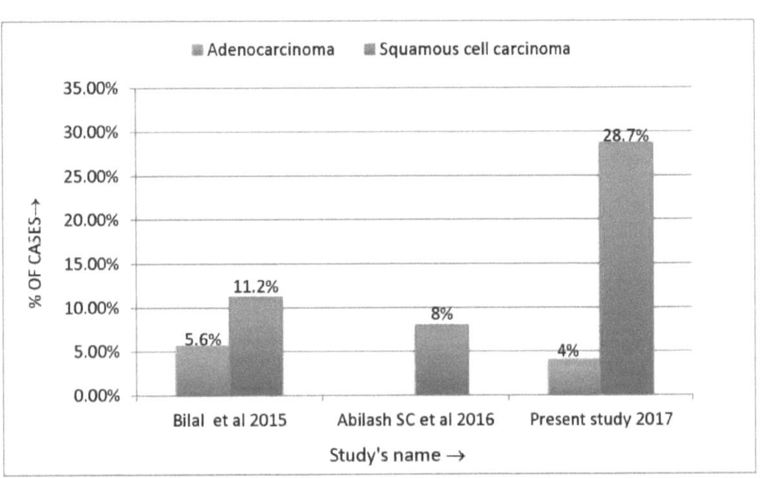

Figura 26B: Comparação das lesões neoplásicas do estômago em diferentes estudos

O adenocarcinoma gástrico foi o mais comum no presente estudo, representando 8,7% de todas as lesões neoplásicas, consistente com Abilash SC et al (7,5%) e Bilal et al

(18,4%). (Abilash SC et al. 2016, Bilal et al. 2015).

QUADRO 27: Comparação da diferenciação dos carcinomas de células escamosas (CCE) do esófago

Differentiation	Krishnappa et al 2013	Bilal et al 2015	Abilash SC et al 2016	Present study 2017
Well differentiated SCC	18%	9.75%	37.0%	48.8%
Moderately differentiated SCC	73%	85.36%	62.5%	51.2%
Poorly differentiated SCC	09%	4.87%	-	-

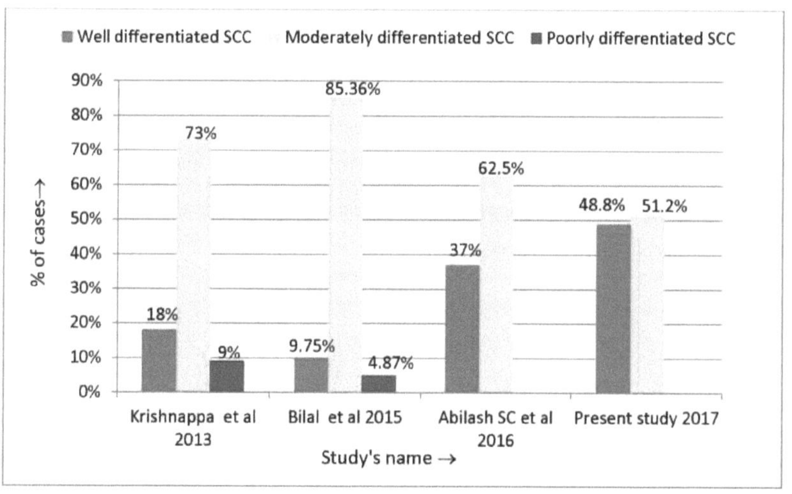

Figura 27: Comparação da diferenciação do carcinoma de células escamosas (CCE) no esófago

No presente estudo, a proporção de carcinomas espinocelulares moderadamente diferenciados foi de 51,2%, seguida por carcinomas espinocelulares bem diferenciados (48,8%). No esófago, este resultado é comparável ao dos autores acima mencionados (Abilash SC et al 2016, Krishnappa et al 2013, Bilal et al 2015).

QUADRO 28: Comparação da diferenciação do adenocarcinoma do estômago

Differentiation	Bilal et al 2015	Abilash SC et al 2016	Present study 2017
Well differentiated adenocarcinoma	11.11%	53.3%	69.2%
Moderately differentiated adenocarcinoma	31.11%	26.7%	15.4%
Poorly differentiated adenocarcinoma	37.77%	-	15.4%

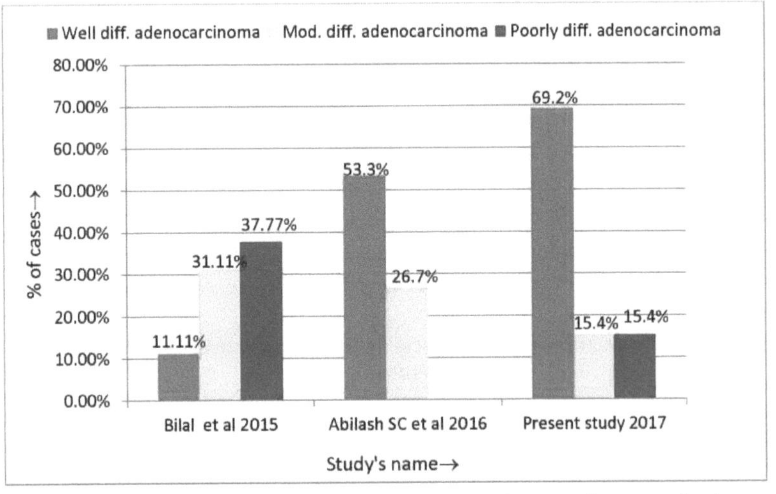

Figura 28: Comparação da diferenciação dos adenocarcinomas gástricos em diferentes estudos

No presente estudo, o adenocarcinoma bem diferenciado foi de 69,2% e o adenocarcinoma moderadamente diferenciado foi de 15,4% no estômago, o que é comparável a Abilash SC et al (Abilash SC et al 2016).

No seu estudo, Bilal et al. mostraram que os adenocarcinomas pouco diferenciados (37,77%) eram os mais comuns e quase duas vezes mais numerosos do que no presente estudo. (Bilal et al. 2015).

QUADRO 29: Comparação dos linfomas gástricos

	Khuroo MS et al 1992	Papoxinis G et al 2006	Present study 2017
Lymphoma	0.4%	15.8%	1.3%

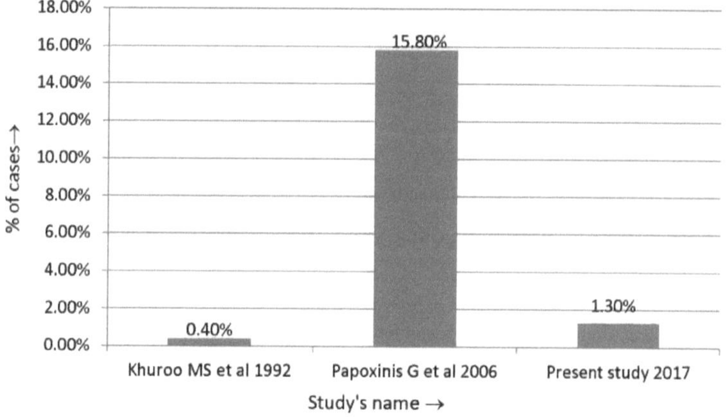

Figura 29: Comparação da incidência de linfoma gástrico em diferentes estudos

No presente estudo, foram detectados 1,3% de linfomas, o que está de acordo com Khuroo MS et al (Khuroo MS et al 1992).

Papoxinis G et al. verificaram no seu estudo que a percentagem de linfomas era de 15,8%, o que era bastante elevado em comparação com o nosso estudo (Papoxinis G et al. 2006).

RESUMO E CONCLUSÕES

O nosso estudo mostra que as lesões do esófago e do estômago podem afetar uma vasta gama de grupos etários com diferentes factores etiológicos.

As lesões do esófago e do estômago podem variar de frequentes a raras, incluindo lesões não neoplásicas e neoplásicas, que requerem diferentes modalidades de tratamento.

O exame histopatológico de amostras do esófago e do estômago ajuda a determinar a causa exacta da doença subjacente e ajuda a tratar os doentes de forma adequada e a prever o prognóstico caso a caso.

O exame histopatológico das lesões esofágicas e gástricas foi efectuado durante um período de 5 anos, de janeiro de 2011 a dezembro de 2015, no Departamento de Patologia, R.N.T. Medical College, Udaipur.

- A idade dos doentes variava entre uma criança de 8 meses e um doente de 85 anos com

  a maior distribuição de casos no grupo etário 61-80, com 43,3% dos casos.

- O estudo mostrou que 74,7% dos casos eram do sexo masculino, com um rácio de O rácio de mulheres para homens é de 2,95:1.

- No nosso estudo, os sintomas de dor abdominal, disfagia e dor retroesternal variaram,

  vómitos, perda de peso, anorexia, massa/grupo abdominal, distensão abdominal, febre, etc. A dor abdominal foi o sintoma mais frequente no caso do estômago, ocorrendo em 98,2% das lesões não neoplásicas e em 84,2% das lesões neoplásicas, enquanto a dor retroesternal foi o sintoma predominante nas lesões não neoplásicas do esófago, ocorrendo em 55,5% dos casos, e nas lesões neoplásicas do esófago em 100% dos casos de disfagia.

- A incidência local das lesões foi de 50,7%, e de 49,3% para o esófago e o estômago. respetivamente.

- Neste estudo, as lesões não neoplásicas predominaram, representando 54,7% dos casos.

- A lesão não neoplásica mais comum no esófago foi a esofagite crónica com 37% dos casos. Outras lesões não neoplásicas do esófago no nosso estudo foram a hiperplasia escamosa (29,6%), a esofagite aguda (18,5%), o esófago de Barrett (11,1%) e os quistos broncogénicos (3,7%).

A lesão não neoplásica do estômago mais frequentemente observada foi a gastrite crónica, representando 81,8% dos casos. Outras lesões não neoplásicas do estômago foram as úlceras gástricas (7,3%), a gastrite aguda (5,5%), a gastrite crónica atrófica (3,6%) e o trico bezoar (1,8%).

As lesões neoplásicas no estudo representaram 45,3%.

A lesão neoplásica predominante no esófago foi o carcinoma de células escamosas (87,8% dos casos), seguido do adenocarcinoma (12,2%).

Os tipos mais comuns de carcinoma espinocelular no esófago foram o carcinoma espinocelular queratinizante bem diferenciado e o carcinoma espinocelular queratinizante moderadamente diferenciado, cada um representando 30,2% dos casos. O adenocarcinoma mais frequentemente observado foi o bem diferenciado em 83,3% dos casos.

A análise das lesões neoplásicas do estômago mostra que o número de adenocarcinomas foi bastante elevado (68,4%), seguido dos tumores do estroma gastrointestinal e dos linfomas (10,5% cada), enquanto os carcinóides e os adenocarcinomas mucinosos foram os menos representados em número (5,3% cada).

O grau de diferenciação mais comum do adenocarcinoma do estômago foi o adenocarcinoma bem diferenciado, representando 69,2% dos casos.

REFERÊNCIAS

1. Abilash SC, Hasaf Kolakkadan, Gitanjali MM, Shree Lakshmi Devi S, Balamuruganvelu S. Histopathologic Spectrum of Upper Gastrointestinal Tract Mucosal Biopsies (Espectro Histopatológico das Biópsias da Mucosa do Trato Gastrointestinal Superior): A Retrospective Study. Sch. J. App. Med. Sci, 2016; 4(5E):1807-13.

2. Akbayir N, Alkim C, Erdem L, Sokmen HM, Sungun A, Basak T *et al.* Mucosa gástrica heterotópica no esófago cervical (remendo de entrada): Prevalência endoscópica, caraterísticas histológicas e clínicas. Journal of Gastroenterology and Hepatology. 2004 ; 19:891- 96.

3. Alema ON, Iva B. Cancro do esófago: subtipos histopatológicos no norte do Uganda. Jornal de Ciências da Saúde Africanas 2014 março:14(1):17-20.

4. Allum WH, Powell DJ, McConkey CC, Fielding JW. Cancro gástrico: uma retrospetiva de 25 anos. Br J Surg 1989 Jun; 76(6): 535- 40.

5. Aurea P, Grazia M, Petrella F, Bazzocchi R. Leiomioma gigante do esófago. Eur J Cardiothorac Surg 2002 Dec ; 22(6) : 1008-10.

6. Bani-Hani KE, Yaghan RJ, Heis HA, Shatnawi NJ, Matalka II, Bani-Hani AM. Malignidades gástricas no norte da Jordânia, com ênfase na epidemiologia descritiva. World J Gastroenterol 2004; 10(15): 2174- 78.

7. Barrett NR. Chronic peptic ulcer of the oesophagus and "oesophagitis" Br J Surg 1950; 38:175-82.

8. Bazaz-Malik G, Lal N. Tumores malignos do sistema digestivo. Um estudo de vinte e cinco anos. Indian J Pathol Microbiol 1989; 32(3): 179- 85.

9. Bilal A Sheikh,Shaista M Hamdani, Roohi Malik Espectro histopatológico das lesões do trato gastrointestinal superior - Um estudo de biópsias endoscópicas. GJMEDPH 2015; Vol. 4, Issue 4:1-8

10. Bollschweiler E, Metzger R, Drebber U, Baldus S, Vallbohmer D, Kocher M, H lscher AH. O tipo histológico do cancro do esófago pode influenciar a resposta à radioquimioterapia neoadjuvante e o prognóstico subsequente. Annals of Oncology

2009; 20: 231-38.

11. Bosman FT, Carneiro F, Hruban RH, Theise ND, editores. Classificação da OMS para os tumores do sistema digestivo. 4ª edição. Lyon: IARC Press; 2010; 1-193.

12. Chakrabarti I, Anuradha De A, Majumdar K, Giri A. Carcinoma adenoescamoso do estômago: relato de um caso. Jornal Iraniano de Patologia 2010; 5(3): 150-53.

13. Chanda N, Khan AR, Romana M, Lateef S. Histopatologia do cancro gástrico em Caxemira - uma análise retrospetiva de cinco anos. Jk Science 2007; 9(1): 21-24.

14. Banda desenhada de Chaurasia, editor. Parte abdominal do esófago e do estômago. In: Anatomia do Homem. [th]Vol 2. 4 ed. Nova Deli (Índia): CBS Publishers and distributors; 2006:238-43.

15. BD de Chaurasia, editor. Traqueia, Esófago e Ducto Torácico. Em: Anatomia do Homem. [th]Vol 1. 4 ed. Nova Deli (Índia): CBS Publishers and distributors; 2006.p. 265-72.

16. Chitra S, Ashok L, Anand L, Srinivasan V, Jayanthi V. Risk factors for esophageal cancer in Coimbatore, South India; a hospital-based case-control study. Indian J Gastroentrol 2004 Jan-Fev; 23(1):19-21.

17. Dikshit RP, Mathur G, Mhatre S, Yeole BB. Panorama epidemiológico do cancro gástrico na Índia. Indian J Med Paediatr Oncol 2011 Jan-Mar; 32(1): 3-11.

18. Forman D, Newell DG, Fullerton F, Yarnell JW, Stacey AR, Wald N, et al. Association between infection with Helicobacter pylori and risk of gastric cancer evidence from a prospective investigation. Br Med J 1991 Jun;302(6788):1302-05.

19. Gholipur C, Shalchi RA, Abbasi M. Um estudo histopatológico do cancro do esófago no lado ocidental do litoral do Mar Cáspio de 1994 a 2003. Dis Oesophagus 2008; 21(4):322- 27.

20. Goseki N, Takizawa T, Koike M. Differences in the mode of spread of gastric cancer Classification of gastric carcinoma. Gut 1992; 33: 606-12.

21. Guindy AE, Ghoraba H. Um estudo de concordância entre gastrite endoscópica e histológica em pacientes com dispepsia não ulcerosa com e sem infeção por Helicobacter Pylori. Tanta Medical Sciences Journal.2007 abril;2(2):67-82.

22. Hamilton SR, Aaltonen LA. Classificação de tumores da Organização Mundial de

Saúde: patologia e genética dos tumores do sistema digestivo. Lyon (França): IARC Press; 2000.

23. Hosein Raficmanesh, Farzad Maleki, Abdollah Mohammadian-Hafshejani, Morteza Salemi, Hamid Salehiniya ; A tendência das alterações histológicas e a incidência do cancro do esófago no Irão (2003-2008) ;Int J Prev Med. 2016; 7: 31

24. Islam SMJ, Ali SM, Ahmed S, Afroz QD, Chowdhury R, Huda M. Histopathologic pattern of gastric carcinoma in Bangladesh (Padrão histopatológico do carcinoma gástrico no Bangladesh). JAFMC Bangladesh 2009; 5(1): 21-24.

25. J C Paymaster, L D Sanghvi, P Gangadharan ; Cancro no trato gastrointestinal na Índia Ocidental, estudo epidemiológico. Cancro 21 : 1968 ; 279-88.

26. Jamal S, Mamoon N, Mushtaq S, Luqman M. Análise dos tumores malignos gastrointestinais no Instituto de Patologia das Forças Armadas (AFIP), Rawalpindi, Paquistão. Asian Pac J Cancer Prev 2005; 6:497-500.

27. Javali S, Madan M, Harendrakumar ML, Mahesh MS. O papel da endoscopia na avaliação de lesões do trato gastrointestinal superior na população rural. J Dig Endosc 2015; 6:59-65.

28. Jerrold R. Turner. O trato gastrointestinal. [th]In: Kumar V, Abbas AK, Fausto N. Robbins and Cotran pathologic basis of disease. 9 ed. Pennsylvania: Saunders-an imprint of Elsevier; 2015. (Vol.II) p.749-77.

29. Jeshtadi A, Mohammad AM, Kadaru MR, et al. Estudo de biópsias gástricas com correlação clinicopatológica - Uma experiência de centro de cuidados terciários. J Evid Based Med Healthc 2016; 3(57), 2937- 40.

30. Khan NA, Teli MA, Haq MM, Bhat GM, Lonc MM, Afroz F. Um estudo dos factores de risco no carcinoma do esófago no vale de Caxemira, Norte da Índia. J Can Res Ther 2011; 7(1):15-18.

31. Khuroo MS, Zargar SA, Mahajan R, Banday MA. High incidence of oesophageal and gastric cancer in Kashmir in a population with peculiar personal and dietary habits. Gut1992; 33:11-15.

32. Krishnappa rashmi, horakerappa ms, ali karar, gouri mangala, Um estudo sobre o espetro histopatológico das biópsias endoscópicas do trato gastrointestinal superior. Revista Internacional de Investigação Médica e Ciências da Saúde 2013; 2(3):418-

24.

33. Li TJ, Zhang YX, Wen J, Cowan DF, Hart J, Xiao SY. Carcinoma basalóide de células escamosas do esófago com ou sem caraterísticas adenóides císticas. Arch Pathol Lab Med 2004 Oct; 128(10): 1124-30.

34. Liu C, Crawford JM. O trato gastrointestinal. [th]In: Kumar V, Abbas AK, Fausto N. Robbins and Cotran pathologic basis of disease. 7 ed. Pennsylvania: Saunders-an imprint of Elsevier; 2004.p.797-827.

35. Mabula JB, Mchembe, Koy M, Chalya PL, Massaga F, Rambau PF, Masalu Cancro gástrico num hospital universitário no noroeste da Tanzânia: uma revisão retrospetiva de 232 casos. Jornal Mundial de Oncologia Cirúrgica 2012; 10:257.

36. Melhado RE, Alderson D, Tucker O. The Changing Face of Esophageal Cancer (A mudança do cancro do esófago). Cancros 2010; 2: 1379-404.

37. Miettinen M, Lasota J. Gastrointestinal stromal tumours - Overview of morphology, molecular pathology, prognosis and differential diagnosis (Tumores estromais gastrointestinais - Visão geral da morfologia, patologia molecular, prognóstico e diagnóstico diferencial). Arch Pathol Lab Med 2006; 130:1466-78.

38. Narayansingh V. Carcinoma gástrico nas Índias Ocidentais. Um estudo de Trinidad. Cancro 1985; 56: 2117-19.

39. Olsen CM, Pandeya N, Green AC, Webb PM, David C. Fracções atribuíveis à população de adenocarcinoma do esófago e da junção gastroesofágica. American Journal of Epidemiology 2011 Jun: 1-9.

40. Owen DA. The stomach. Em: Mills SE, Carter D, Greenson JK, Reuter VE, Stoler MH, editores. Sternberg's Diagnostic Surgical Pathology. [th]Vol-2, 5 ed. Philadelphia : Lippincott Williams and Wilkins ; 2010 ; p.1279-312.

41. Papoxinis G, I Leuk Lymphoma. 2006 Oct ; 47(10):2140-6.

42. Pun CB, Aryal G, Basyal R, Shrestha S, Pathak T, Bastola S, et al. Padrão histológico do cancro do esófago no hospital de cancro BP Koirala memorial no Nepal: um estudo retrospetivo de três anos.Journal of Pathology of Nepal 2012; 2; 277- 81.

43. Rosai J, editor. Trato gastrointestinal. In: Rosai and Ackerman Surgical Pathology. [th]Vol 1. 10 ed. Índia: Elsevier, uma divisão da Reed Elsevier India Private Limited;

2011.p. 585-649.

44. Sadej P, Feld R, Toll AD, Palazzo JP. Melhores Casos AIRP em Correlação Radiológica-Patológica - Carcinoma de Células Fusiformes do Esófago. Radiographics 2011; 31: 2035-39.

45. Saito H, Fukumoto Y, Osaki T, Fukuda K, Tatebe S, Tsujitani S, Ikeguchi M. Distinto padrão de recorrência e resultado do adenocarcinoma da cárdia gástrica em comparação com o carcinoma de outras regiões do estômago. World J Surg 2006 Oct ; 30(10) : 1864-69.

46. Shah A, Jan GM. Patterns of cancer in Srinagar (Kashmir). Indian J Pathol Microbiol 1990; 33(2):118- 23.

47. Shao-Bin Chen, Hong-Rui Weng, Geng Wang, Jie-Sheng Yang, Wei-Ping Yang, Di-Tian Liu, Yu-Ping Chen, Hao Zhang World J Gastroenterol 2013 December 7; 19(45): 8382- 90.

48. Sharma A, Radhakrishnan V. Cancro gástrico na Índia. Indian J Med Paediatr Oncol 2011 Jan-Mar; 32(1): 12-16.

49. Sharma S, Makaju R, Dhakal R, Purbey B. Correlação entre achados endoscópicos e histopatológicos em lesões gástricas. Kathmandu Univ Med J; 2015, XXXX:106- 9.

50. Shiva Raj KC, Amatya GL, Lakhey A, Basnet S, Aryal G. Incidência de cancro gástrico, seus subtipos e correlação com Helicobacter Pylori. Jornal de Patologia do Nepal 2013; 3:403-07.

51. Shu-Jung Tsai, Ching-Chung Lin, Chen-Wang Chang, Chien-Yuan Hung, Tze-Yu Shieh, Horng-Yuan Wang, Shou-Chuan Shih e Ming-Jen Chen. World J Gastroenterol 2015 Jan 28; 21(4): 1091- 98.

52. Singh I, Pal GP. Sistema digestivo - II: Trato gastrointestinal. In: Human Embryology. 9 [th]ed. Nova Deli: Macmillan India Limited 2012; 164-85.

53. Singh I. Sistema digestivo: esófago, estômago e intestinos. [th]In: Lehrbuch der menschlichen Histologie, 7 . Nova Deli (Índia): Jaypee Brothers Medical Publisher (P) Ltd; 2014.p.260-73.

54. Spechler SJ e Souza RF. Barrett's esophagus.In: Fieldman M. Sleisenger and Fordtran's Gastrointestinal and Liver Disease, 10thedition. Philadelphia: Elsevier

Verlag; 2016; 1:755-61

55. Spechler SJ, Fitzgerald RC, Prasad GA, et al. História, mecanismos moleculares e tratamento endoscópico do esófago de Barrett. Gastroenterology 2010; 138:854-69.

56. Syed Imtiyaz Hussain, Ruby Reshi, Gulshan Akhter, Ambreen Beigh. Exame clínico e histopatológico de biópsias endoscópicas do trato gastrointestinal superior. Int J Curr Res Rev 2015; 7(16): 78-85.

57. Terada T. Cancros do esófago: um estudo clínico-patológico e imunohistoquímico de 223 casos. Gastroenterology Research 2009; 2(3): 148- 51.

58. Usha, Singh SD, Shukla HS, Gupta S, Aryya NC, Khanna S, et al. A clinicopathological study of carcinoma stomach Ind J Pathol Microbiol 1988; 31: 266-71.

59. Van Sandick JW et al, Impact of endoscopic biopsy surveillance of Barrett's oesophagus on pathological stage and clinical outcome of Barrett's carcinoma. Gut 1998; 43:216-22.

60. Vidyavathi K, M L Harendrakumar, Y C Lakshmana Kumar. Correlação da citologia endoscópica em escova com a biopsia no diagnóstico de neoplasias do trato gastrointestinal superior. Indian J. Pathol. Microbiol. 2008; 51(4):489-92.

61. Wanebo HJ, Kennedy BJ, Chmiel J, Steele G, Winchester D, Osteen R. Gastric cancer. A review of patient management by the American College of Surgeons. Ann Surg 1993 Nov; 218(5): 583- 92.

62. Wu CY, Kuo KN, Wu MS, Chen YJ, Wang CB, Lin JT. Early eradication of Helicobacter pylori reduces the risk of gastric cancer in patients with gastric ulcers. Gastroenterology 2009 Nov; 137(5): 1641-48.

63. Zhang H, Wang W, Cheng Y, Song Y, Zhu K, Dang C. Adenocarcinoma da junção esófago-gástrica: experiências numa única instituição na China. Revista Mundial de Oncologia Cirúrgica 2013; 11: 155.